KB091225

무서운 의학사

무서운 의학사

이재담의 에피소드 의학사 ❶

세계를 바꾼 무서운 병, 사람, 치료법

이재담

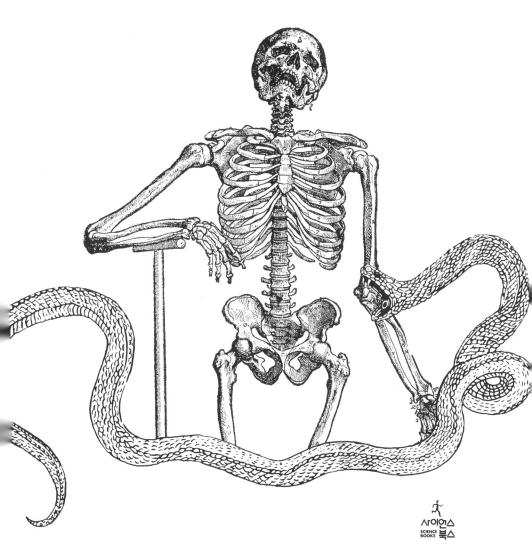

사이언스
SCIENCE
BOOKS 북스

위대한 의학 연구자들과

그들과 함께 의학 발전에 기여했던 모든 환자들께 바칩니다.

거의 모든 사람은 병 때문이 아니라 치료 때문에 죽는다.

— 몰리에르, 희곡 「상상병 환자」에서

머리말

"역사는 진보를 위한 과거와 현재 간의 끊임없는 대화"라는 에드워드 핼릿 카(Edward Hallett Carr, 1892~1982년)의 말처럼 우리는 역사를 통해 과거의 성공과 실패를 거울삼아 시행 착오를 줄이는 통찰력을 키울 수 있다. 의학사 연구자들은 역사가 의사가 되는 데에는 크게 중요하지 않을지라도, '좋은' 의사가 되기 위해서는 꼭 필요한 분야라고 말한다. 의사 국가 시험에는 질병에 대한 지식이 중요하지만, 좋은 의사가 되려면 인간에 대한 이해와 스스로 생각하는 능력, 즉 기존 지식이나 관습에 대한 비판적인 시각을 키우는 것이 필요하다는 말이다.

의학 교육자들은 예전부터 이러한 점을 잘 알고 있었다. 1909년 미국 의과 대학 협회(Association of American Medical Colleges, AAMC) 회장이던 엘리 헤르 롱(Eli Herr Long, 1860~1949년)은 "현재의 미국 의학 교육에서 가장 부족한 점은 학생들이 스스로 생각하고 판단하는 능력을 가지도록 하는 데 실패했다는 것이다."라면서 의학 교육이 "백과사전적 지식만을 가진 졸업생보다는 스스로 생각할 줄 아는, 분별력을 갖춘 졸업생을 만들어야 한다."라고 강조했다. 즉 한 세기 이상 전 미국 의학 교육의 목표는 '의학 지식과 함께 환자의 의학적 및 정서적 상태를 충분히 이해하는, 생각하는 의사'를 길러 내는 것이었다고 할 수 있다.

이런 경향은 현재에도 여전히 유효하다. 지난 세기 과학 지식이 엄청나게 증가했고, 혁명적인 학설과 다양한 치료법이 발전하면서 교과목이 양적으로 팽창했으며, 넘쳐나는 지식을 따라잡기 위한 기계적 암기가 강조되다 보니 자연히 인간에 대한 관심이 저하되는 경향이 나타나고 있다. 즉 숙달해야 하는 기술적 부분이 너무 많아져서 학생들이 질병의 사회적, 정신적 양상을 배우고 개념화할 시간이 절대적으로 부족해진 것이다.

많은 문명에서 의사 양성이 도제식 교육으로 이루어져 왔고 의료의 특성상 의사가 환자의 생명을 담보로 전통적 관습에 반하는 새로운 치료를 시행하기가 어려운 점도 후배 의사들이 선배의 경험적 의학을 맹목적으로 답습하게 하는 요인 중 하나였다. 이러한 전통은 멀리는 점성술이나 주문에 의존하던 고대 의학부터 가까이는 과학적인 현대 의학에 이르기까지 끊임없이 이어지고 있다. 20세기 들어 최초로 현대적인 내과학 교과서를 집필한 의사이며 의학 교육자였던 캐나다의 윌리엄 오슬러(William Osler, 1849~1919년)는 "우리 의사들은 언제나 단순하고 남을 쉽게 믿는 인종이다! 우리는 갈레노스를 1,500년 동안, 그리고 히포크라테스를 2,000년 이상 맹목적으로 믿지 않았던가?"라는 한탄으로 의사들이 보수적이며 비판적 사고에 익숙하지 않은 집단임을 나타내고 있다.

　　의학의 역사를 되돌아보면 지난 수천 년 동안 인류가 얼마나 많은 시행 착오를 범해 왔는지 놀라지 않을 수가 없다. 데이비드 우튼(David Wootton, 1952년~)은 『의학의 진실(*Bad Medicine*)』에서 히포크라테스(Hippocrates, 기원전 460~370년) 이래의 무익한 치료가 1865년까지 계속되었다며 이 시점까지는 의사들이 환자에게 도움을 주기는커녕 해악을 끼쳤을 뿐이었다고 주장했다. 의사들이 히포크라테스와 클라우디우스 갈레노스(Claudius Galenus, 130~210년)가 수천 년 전에 정해놓은 지침에 따라 툭하면 피를 뽑아 댔기에 많은 환자가 피해를 보았다는 것이다. 그는 그 이유로 의사들이 자연 치유를 치료로 가장하고 위약(placebo) 효과를 치료로 생각했으며, 질병이 아닌 환자만을 보는 의사의 경향과 전통에 순응하며 문화 및 통계적 검증에 보이는 저항을 들었다. 즉 의사들이 과거의 지식이나 관습적 치료를 비판적으로 평가하는 능력이 부족했기 때문이라는 것이다.

　　현대 의학은 이러한 수구적 전통에도 불구하고 질병으로 고통받는 환자를 위해 더 좋은 치료법을 애써 추구했던 몇몇 선구자의 노력과 업적이 쌓이며 오늘날과 같은 모습으로 발전할 수 있었다. 미국의 의사학자 리처드 슈라이옥(Richard Shryock, 1893~1972년)은 『근대 의학의 발전(*The Development of Modern Medicine*)』에서 의학이 과학이 되기 위해서는 첫째 국소 병리학이 발전해야 하고, 둘째로는 약물을 성분으로 정제해 사용해야 하며, 세 번째로 임상 통계학을 도입해 치료법을 검증해야 했다며 이 세 가지 조건을 만족하는 최초의 시기가 19세기 초 프랑스의 병원 의학이었다고 주장하고 있다. 르네상스 이후 의학은 인체 구조를 해명하고, 각 장기가 어떤 기능을 하는지를 파악하고, 기능이 장애를 입었을 때 구조에 어떤 변화가 오는가를 밝힘으로써 발전해 왔는데, 각각의 학문, 즉 해부학, 생리학, 병리 해부학이 확립되면서 근대적 질병의 개념이 생겨났고 이를 근거로 진단술이 발전했다는 것이다.

19세기 중반에 이르면 의사들이 이제까지의 관습적인 치료가 효과가 없고 오히려 환자에게 해악을 끼칠 수도 있겠다는 생각을 어렴풋이 가지게 된다. 당시의 선구적인 의사들은 질병을 분류하고 진단하는 데까지는 이르렀으나 새로운 치료 방법을 찾지 못하는 '치료 허무주의'에 빠져 있었다. 이즈음 돌파구를 연 것이 루이 파스퇴르(Louis Pasteur, 1822~1895년) 등이 발전시킨 미생물학이었다. 앞서 우튼이 1865년이라는 연도를 특정한 것은 그 해에 조지프 리스터(Joseph Lister, 1827~1912년)가 세균이 수술 상처에 들어가지 못하게 예방하는 방법을 고안해 마차 바퀴에 치인 소년의 다리를 절단하지 않고 수술하는 데 성공했기 때문이다. 그 후 이미 세균에 감염된 상태를 회복시키는 방법들로 항독소를 이용한 혈청 요법이 개발되고 살바르산(salvarsan), 설파제(sulfa drugs), 페니실린(penicillin)에 이르는 화학 요법이 발전함으로써 드디어 의사들이 질병의 원인을 알고 그에 대처하는 방법을 개발해 환자를 고치기 시작했던 것이다.

　나는 이러한 과정, 즉 올바른 지식이 없는 상태로 환자를 진료하며 무수한 희생자를 만들어 내던 시대로부터 환자를 고치지는 못했지만 무슨 이유로 아픈지는 알아 갔던 의학자들의 시대, 그리고 마침내 질병의 원인을 밝혀내고 그 원인을 해결하는 선구자들의 시대까지 쉽고 재미있게 다루려고 노력했다. 당초에는 의학사의 뒷이야기들을 재미있게 소개하는 데 중점을 두었으나, (약간은 재미가 덜할 법도 하지만) 정통적인 의학사도 쉽게 풀어서 설명하고 독자가 읽다 보면 자연스럽게 의학사의 흐름을 이해하는 그러한 대중적인 저술이 되었으면 하는 바람에서 이미 널리 알려진 이야기도 다루게 되었다.

　이 책에 실린 짤막한 글들은 20여 년 전부터 신문이나 잡지, 방송 등 다양한 매체에 발표했던 것이라 형식이나 내용 면에서 일관성이 없어 보이는 점이 마음에 걸리지만, 출판사의 조언으로 의학 발전에 공헌한 위대한 연구자들 이야기, 그에 대조되는 특이한 환자나 엉터리 의사들 이야기, 그리고 황당한 민간 요법이나 전 세계적인 의료 재앙 등을 각각 따로 묶어 내게 되었다.

　각각의 에세이들의 출처는 단행본에서 발췌 번역한 경우가 있는가 하면, 논문을 축약해 옮긴 경우도 있고, 저자의 책에서 일부를 따서 옮긴 경우도 있으며, 외국 신문이나 의학 저널에서 발췌한 경우도 있는 등 다양하다. 실은 2005년에 100여 개의 에세이를 모아 『간추린 의학의 역사』라는 단행본을 출판한 바 있는데 이번에는 기존 글에 더 많은 에피소드를 더하면서 정확한 근거를 밝히는 작업을 병행했다. 그 과정에서 간혹 전작의 오류를 수정한 부분도 있는데, 저자가 왕년에 잠시 방문했던 하버드 의과 대학 카운트웨이 도서관에서 복사해 온 옛 영문 서적을 주로 참고했기에 자료나 그 정확성에 제한이 있었던 것 같다. 이번에는 아마존이나 구글, 위키피디아 같은 인터넷 검색 기능의 발달로 여러 관련 논문과 자료를 비교할 수 있어 작업에 큰 도움이 되었음을 밝혀 두고 싶다.

요즘에는 과거와는 비교할 수도 없는 엄청난 양의 의학 정보가 매일 쏟아지고 있기에 인터넷에서 일반인들이 필요한 의학 논문을 찾아보는 일도 그리 어렵지 않다. 그러나 대량의 정보 중에는 진실된 것과 그렇지 않은 것들이 뒤섞여 있어 전문가라고 하더라도 판단이 애매할 때가 있다. 하물며 전문 의학 지식을 갖추지 않은 일반인에게 그 판단은 더욱 어려울 수밖에 없다. 이 정보들을 이해하고 정확하게 판단하며 올바른 방향을 찾아 나아가기 위한 통찰력이 보통 사람에게도 필요한 시대가 된 것이다.

그런 면에서 의학사는 의학이 발전하는 과정에서 일어났던 사례를 돌아보는 기회를 제공해 사람들이 그 흐름 속에서 사신에게 현재 또는 앞으로 필요한 정보를 선별하는 힘을 기르게 하는 학문이다. 그런데 역사는 역사가가 기록한 것이므로 역사가의 생각 또는 역사가가 살았던 시대의 가치관을 내포할 수밖에 없다. 역사를 해석하기 위해서는 이러한 배경을 염두에 두고 역사가의 기록을 객관적으로 이해해야 하는데 여기에 필요한 것이 바로 (100년 이상 전에 윌리엄 오슬러나 미국 의과 대학 협회장이 강조했던) 자신의 건전한 가치관에 바탕을 두고 학설이나 자료를 다양한 관점에서 균형 있게 해석하는 비판적 시각이라고 하겠다. 모쪼록 이 책이 독자 여러분께 의학에 대한 비판적인 시각을 양성하고 의학 전반에 관한 통찰력을 얻는 데 조금이나마 도움이 되었으면 좋겠다.

'무서운', '위대한', '이상한'이라는 3개의 키워드를 통해 의학의 역사에 입체적으로 접근해 보는 3부작의 첫 책인 『무서운 의학사』에서는 역사를 바꾼 치명적인 전염병과 그에 응전했던 의사들, 또한 의학사에서 자의로든, 타의로든 일어났던 등골 서늘해지는 사건 사고를 주로 다루었다. 결코 잊혀서는 안 될 수많은 희생 위에 현대의 의학이 존재하고 있음을, 이 책은 다시금 일깨워 줄 것이다.

끝으로 이 책을 출판할 수 있게 도와주신 (주)사이언스북스 식구들에게 감사드린다. 또 이 원고를 쓰는 계기를 마련해 주셨던 조선일보, 문화일보, 아산 재단, KBS, MBC 방송국의 관계자 여러분과 동료 교수들, 그리고 사랑하는 아내와 두 딸에게 감사의 뜻을 표하는 바이다.

2020년 여름을 앞두고
풍납동 연구실에서
이재담

차례

머리말   9

1부
무서운 병

1장	사신의 보이지 않는 손	23
2장	하느님이 내린 천벌	26
3장	죽음의 검은 얼굴	30
4장	깃털 뱀신의 사자가 가져온 질병	34
5장	비정한 범재의 질투였는가?	37
6장	파리의 땅 밑에는, 또 하나의 파리가 있다	41
7장	그들은 어디로 사라졌을까?	44
8장	운명의 검은 손길	48
9장	피의 힘	52
10장	세계 대전보다 더 치명적이었던 감기	56
11장	살인 호텔의 수수께끼를 풀어라	61
12장	사람의 탐욕에 죽어 간 환자들	64
13장	죽음의 하얀 가루	67
14장	아프리카를 덮친 죽음의 바이러스	70
15장	전염병과 함께 살아가는 법	75

2부
무서운 사람들

16장   명의가 살 수 없는 세상   83
17장   황제의 호기심 천국   87
18장   평등한 죽음을 위해   90
19장   죽은 뒤에도 구경거리   94
20장   시체는 돈이 된다   98
21장   자기 배에 칼을 댄 사람들   102
22장   "노벨상을 받아서 잡혀 왔습니다."   106
23장   영웅은 어떻게 무너지는가   111
24장   "키를 머리통 길이만큼 줄여 주겠소."   114
25장   의사가 되려면 남자의 허락을 받아라?   118
26장   "말 오줌이라도 상관없어."   121
27장   누구를 살릴 것인가?   125
28장   '로키' 게이트   129
29장   금단의 유혹   133

3부

무서운
의사

30장   죽음으로도 풀리지 않는 주박   139
31장   쇠사슬을 끊어라!   142
32장   만들어진 해방자 전설   145
33장   "외과의로서는 최고, 인간으로는 최저!"   148
34장   동물 생체 실험의 시작   151
35장   기관총을 만든 의사   156
36장   유아식을 개발한 화학자   160
37장   "너희만 가서 창피를 당하고 와라."   163
38장   젊어서는 자살, 늙어서는 장수를 꿈꾸다   167

39장	죽음의 인체 실험	171
40장	자기 심장에 직접 관을 꽂다	174
41장	죽음의 천사	177
42장	의사가 치매에 걸렸을 때	181
43장	42년 걸린 증명	185

4부

무서운
의료

44장	죽는 편이 나을지도	191
45장	불륜으로 발달한 성형술	194
46장	숙박소, 감옥, 그리고 묘지	198
47장	수술받기보다는 자살을 택하겠어요	202
48장	이에는 이, 눈에는 눈	205
49장	자기 배에 칼을 댄 어머니들	208
50장	"5명이나 살아서 병원 문을 나가다니."	212
51장	속는 사람이 바보?	215
52장	일단 넣고 보자	218
53장	정상을 비정상으로 판단한 의사들	221
54장	전쟁보다 더 많은 사람을 죽인 치료법	224
55장	죽음보다 더한 고통	228
56장	한 번에 3명이	232
57장	실제로 보면서 연구했습니다	235
58장	일단 빼고 보자	240
59장	누구를 위한 죽음이었나	243
60장	고통은 사라졌지만……?	247
61장	제1차 세계 대전은 막을 수 있었다?	250

62장	죽은 사람의 피를 산 사람에게	253
63장	수술로 정신병을 고쳐드립니다	256
64장	공포의 송곳	260
65장	일단 기다려 보자	264
66장	자비로운 죽음을 위해	267
67장	죽음의 빛	270
68장	홈런왕이 세운 또 하나의 기록	274
69장	잘린 팔 다시 붙이기	277
70장	일단 팔고 보자	280
71장	바뀐 것은 뇌인가, 아니면 몸인가?	283

후주	286
참고 문헌	293
도판 저작권	313
찾아보기	314

이재담의 에피소드 의학사 ❷

2권 위대한 의학사

1부 위대한 약
2부 위대한 사람들
3부 위대한 의사
4부 위대한 의료

이재담의 에피소드 의학사 ❸

3권 이상한 의학사

1부 이상한 병
2부 이상한 약
3부 이상한 의사
4부 이상한 의료

1부
무서운
병

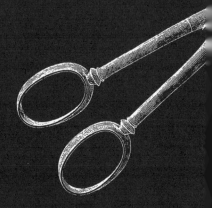

이 독감으로 인한 희생자는 독일에서만 40만 명, 영국에서는 22만 8000명에 달했다. 미국에서는 1918년 9월과 1919년 6월 사이의 10개월간 67만 5000명이 이 병으로 사망했다. 이는 양차 세계 대전, 한국 전쟁, 베트남 전쟁의 전사자 합계(42만 3000명)보다 월등히 많은 것이었다. ─ 「세계 대전보다 더 치명적이었던 감기」에서

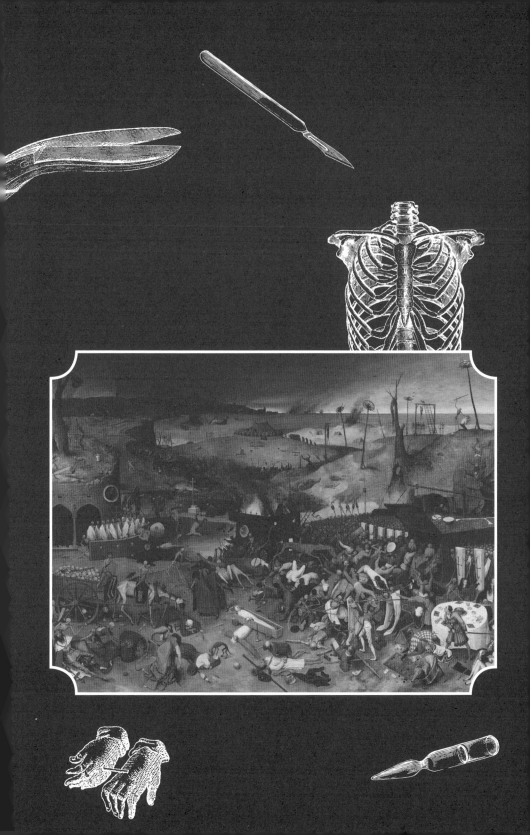

1장

사신의 보이지 않는 손

역사를 바꾼 유행병들

복잡한 여러 요소의 영향을 받아 역사가 이루어진다는 역사 상대주의적 관점에서 보면, '역사를 바꾼' 유행병이란 말은 지나친 표현일지도 모른다. 그러나 유사 이래 질병이 역사의 흐름을 바꾼 중대 요소 중하나라고 간주해야 할 경우는 실로 적지 않았다. 그중 많은 인명을 앗아 간 유행병의 기록을 간추리면 다음과 같다.

기원전 5세기 그리스 최강의 도시 국가 아테네에 창궐한 페스트(또는 에볼라 바이러스 감염으로 추측되는 전염병)는 지도자 페리클레스(Perikles, 기원전 495~429년)를 포함해 아테네 인구의 반 이상을 죽였고, 이 막심한 피해에서 회복하지 못한 아테네는 끝내 멸망하고 말았다. 그리스 이후 서양 유일의 세계 제국이었던 로마의 멸망은, 기원후 125년에 탄저병과 북아프리카 속주의 말라리아, 169년 페스트의 유행으로 국력이 크게 쇠락한 결과이기도 했다. 중세에도 페스트는 1347년과 1351년 사이의 기간 동안 전 유럽 인구의 3분의 1(약 2000만 명)에 달하는 희생자를 냈다. 당시 봉건 사회와 교회의 절대 권위는 페스트로 치명타를 입었다. 학자들은 이 유행이 르네상스와 종교 개혁의 배경이 되었다고 평한다.

16세기 초 신대륙 발견과 함께 유럽에서 남아메리카로 전파된 홍역과 천연두는 95퍼센트에 이르는 원주민의 목숨을 앗아 갔다. 에르난 코르테스(Hernán Cortés, 1485~1547년)가 수백의 병력으로 테노치티틀란[1]을 손쉽게 점령한 것은 당시 아즈텍 인이 하루에 1,000명꼴로 죽어 가고 있기 때문이기도 했다. (병에 걸리지 않는 스페인 사람들이 신으로 추대될 정도였다. 이와 달리 전염병에 상대적으로 면역을 가졌던 북아메리카 원주민을 제압하기 위해 유럽은 더욱 강력한 총과 100년이라는 세월을 필요로 했다.)

남아메리카도 매독이라는 새로운 질병을 유럽에 선사했다. 크리스토퍼 콜럼버스(Christopher Columbus, 1451~1506년)의 선원 중 일부가 옮겼다는 매독은 몇 달 만에 전 유럽에 퍼져 수많은 사람을 죽였다. 희생자 중에는 영국 왕 헨리 8세(Henry VIII, 1491~1547년)도 있었다. 매독으로 정신이 이상해진 왕이 죽을 때까지 영국 국민은 공포에 떨 수밖에 없었다.

의학의 비약적 발전을 이루었던 20세기가 다 지나도록 역병은 사라지지 않았다. 제1차 세계 대전에 참전한 군인 사이에서 유행한 스페인 독감은 전 세계에서 최소 2000만 명에서 최대 1억 명에 이르는 인명을 희생시켰고, 1980년대 초에 등장한 후천성 면역 결핍 증후군(Acquired Immune Deficiency Syndrome, AIDS)은 중앙아프리카 지역, 특히 사하라 사막 남쪽에서만 1000만 명이 넘는 사망자를 기록하고 있다.

현재에도 코로나19나 중증 급성 호흡기 증후군(Severe Acute Respiratory Syndrome, SARS), 조류 독감 같은 새로운 질병이 우리 생활에 적지 않은 영향을 주고 있지만, 정체 모를 세균이나 바이러스가 어느 날 갑자기 무서운 병의 형태로 등장할 가능성은 항상 존재한다. 앞으로는 또 어떤 질병이 인류의 역사를 바꾸어 놓을지 두고 볼 일이다.

2장

하느님이 내린 천벌
중세 유럽의 페스트 대유행

인류는 그동안 수많은 재난을 겪었지만, 사망자 수로만 본다면 중세 유럽의 페스트 대유행이 가장 규모가 큰 재앙이었다고 할 수 있다. 흔히 흑사병이라고 부르는 이 유행은 약 3년 동안 2000만 명에 가까운 희생자를 냈다. 중국이 근원지로 추정되는 이 병은, 중앙아시아의 타슈켄트 지역, 흑해, 크림 반도를 거쳐 이탈리아에 도달한 것으로 보인다.

크림 반도의 카파[1])는 지중해를 무대로 동방 무역을 하던 제노바 상인이 오랫동안 경영해 온 도시였다. 1347년 이 성채를 포위 공격하던 몽골 군은 영내에 페스트가 발생하자 환자의 시체를 투석기로 성 안에 쏘아 버린 후 철수했다고 한다. (요즘 식으로 말하면 세균전과 같은 발상이었을 것이다.) 그렇게 전파된 페스트는 도시를 쑥밭으로 만들었고, 이 무서운 역질을 피해 본국으로 철수한 이탈리아 인을 따라 시칠리아 메시나, 북이탈리아 제노바 등을 거쳐 유럽 전역에 전파되었다는 설이 가장 유력하다.

원래 이 병은 동양쥐벼룩(*Xenopsylla cheopis*)이 전파하는 예르시니아 페스티스균(*Yersinia pestis*)의 감염으로 발생하는 것으로, 이 시기 페스트가 그토록 맹위를 떨친 배경에 칭기즈칸(Chingiz Khan, 1167~1227년)의 서방 원정으로 큰모래쥐(*Rhombomys opimus*)가 유럽에 원래 살고 있던 쥐를 몰아내고 번성하게 된 일이 기여했다는 생태학적 가설도 있다. 즉 숙주가 되는 새로운 쥐와 쥐벼룩이 갑자기 증가했기 때문에 페스트가 창궐할 수 있었다는 학설이다.

이 균에 감염되고 약 6일간의 잠복기가 지나면 환자에게 가슴 통증, 기침, 각혈, 호흡 곤란, 고열 등의 증세가 나타나며, 대부분 의식을 잃고 사망하게 되는 것이 일반적인 경과였다. 내출혈로 생기는 피부의 검은 반점 때문에 흑사병으로 불렸던 이 병은 어깨 밑, 허벅다리 안쪽, 목과 귀 뒤에 달걀 크기의 종창을 동반하는 림프절성 페스트로 당시 사람들에게는 천벌이라고 생각할 수밖에 없을 정도로 무시무시하고 불가항력적인 재앙이었다.

유럽 각지에서는 다양한 원인 해석과 대책이 마련되었다. 페스트가 인간의 죄에 내리는 신벌이라고 생각한 사람은 기도와 금식에 매달렸고, 부패한 공기가 문제라고 여긴 사람은 장뇌[2]나 강력한 향기를 내는 방향제를 지니고 다니며 좋은 냄새를 맡으려고 노력했다. 당시 그림을 보면 의사 역시 두건의 코 부분에 새부리를 닮은 방향제 주머니를 달아 썼음을 알 수 있다. 밀라노에서는 페스트 환자의 집

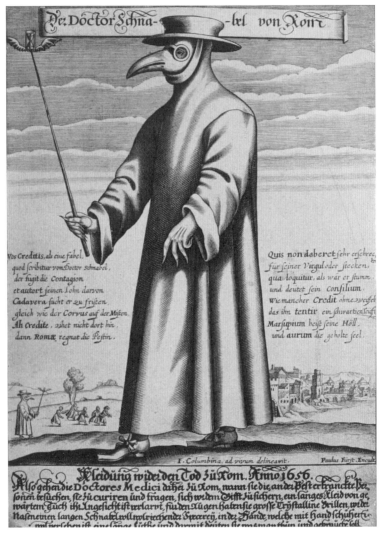

독토르 슈나벨 폰 롬(doctor Schnabel von Rome, 로마의 새부리 의사)를 묘사한 1656년의 판화.

무서운 의학사

을—환자와 가족이 있는 채로—아예 폐쇄해 버렸는데 그 덕분인지 사망률이 15퍼센트에 그쳤다고 한다.

이 유행병을 겪으며 여러 가지 공중 위생 제도가 정립되었다. 이탈리아 전역에서는 환자를 마을 밖 한센병 환자 수용소에 격리했고, 출입하는 사람과 물건을 일정 기간 격리하는 검역 개념을 도입했다. 라구사[3]에서는 1377년 페스트가 유행하는 주변 섬에서 온 사람이나 물자를 30일간 격리하는 제도를 정식으로 시행했는데, 이것이 1397년 40일(quarantenaria)로 늘어나 오늘날 검역(quarantine)이라는 영어 단어의 어원이 되었다.

3장

죽음의 검은 얼굴

막사열

1489년 말 이베리아 반도 최후의 이슬람 왕국 그라나다를 공격하던 스페인은 키프로스 섬에서 모집한 용병 부대를 전투에 참가시켰다. 얼마 후 스페인 군에는 괴이한 열병이 유행하기 시작했다. 전염성인 이 병은 치사율[1]도 높아서 1만 7000명이 넘는 스페인 군인이 병사했다. 공성전 중 사망이 3,000명이었던 것에 비하면 실로 엄청난 피해였다.

　　이 병의 정체는 발진티푸스(typhus)였다. '혼란스러운'이라는 뜻의 그리스 어(typhos)가 어원인 이 전염병은 사람에 기생하는 이(*Pediculus humancis corporis*)가 매개하는데, 두통으로 시작해 발진과 고열이 나며, 안면이 붓고 검게 변하다가 혼수 상태에 빠져 사망하는 경과를 보인다. 스페인을 통해 유럽에 침입한 이 병은 1528년 나폴리의 스페인 군을 포위 공격하던 프랑스 군을 덮쳐 1개월 만에 공격군의 절반인 1만 4000명을 희생시켰고, 1542년에는 오스만튀르크 군과 싸우던 신성 로마 제국 군대 3만 명을 죽음에 이르게 했다.

위생 상태가 불량한 군대에서 주로 발생한다는 특징 때문에 막사열로도 불린 이 병으로 역사상 가장 큰 피해를 입은 군대는 나폴레옹 보나파르트(Napoléon Bonaparte, 1769~1821년)의 러시아 원정군이었다. 1812년 6월 24일 국경인 네만 강을 건너 모스크바로 출발한 러시아 원정군은 프랑스 군 20만과 유럽 각지의 연합군 40만을 합친 60만 명으로 편성되어 있었다. 그러나 점령지에서 강제로 동원한 외국 부대에서 탈영병이 속출하고, 보급선이 길어지면서 후방에 배치해야 하는 병력도 늘어나, 모스크바에서 서남서쪽으로 360킬로미터 정도 떨어진 스몰렌스크에 본대가 도달했을 때는 인원이 15만 명으로 줄어 있었다.

이때까지 나폴레옹 군이 치른 전투다운 전투라고는 군의관 도미니크장 라레(Dominique-Jean Larrey, 1766~1842년)가 24시간 내 사지 절단 200건의 증례라는 기록을 세운 9월 7일의 보로디노 전투가 유일했다. 여기서 프랑스 군은 13만 중 사상자 3만 명, 러시아 군은 12만 중 사상자 4만 5000명을 기록했는데, 승리는 거두었지만 치명적인 타격을 주지는 못한, 나폴레옹으로서는 불만족스러운 전투였다. 9월 14일 러시아 군이 포기한 모스크바에 10만 명의 점령군이 입성했다.

한편 스몰렌스크를 점령한 8월 중순부터 프랑스 병사 사이에 간헐적으로 열병이 발생하기 시작했다. 보로디노 전투까지만 해도 그리 심각한 상황이 아니었지만, 모스크바 점령 이후 5주 동안 이 열병

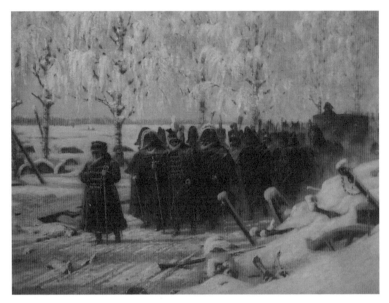

패퇴하는 프랑스 군을 그린 바실리 베레샤긴(Vasily Vereshchagin, 1842~1904년)의 「후퇴, 도주하는 길 위에서(On the Road, Retreat and excape)」.

은 '위대한 군대'를 휩쓸어 버렸다. 무서운 병 — 발진티푸스는 순식간에 병사 수만 명을 환자로 만들었다. 한편 러시아는 조직적으로 모스크바에 불을 질러, 진퇴양난에 빠진 프랑스 군을 초토화 작전으로 압박했다. 4일간 계속된 대화재로 도시의 4분의 3이 소실되었고, 보급 대부분을 현지에서 조달하던 프랑스 군은 더욱 곤경에 처했다. 때맞춰 동장군까지 맹위를 떨치기 시작하자 눈과 얼음에 갇힌 프랑스 군은 이제 퇴로를 걱정할 지경에 이르렀다.

　10월 19일 프랑스 군은 악몽과도 같은 철수를 개시했다. 안타깝게도 도저히 행군이 불가능한 환자는 남겨 두고 갈 수밖에 없었다.

빌나[2] 한 곳에서만 3만 명이 넘는 환자가 남겨졌다. 여기에 더해진 러시아 기병대의 추격과 농민의 유격전, 카자크[3]의 습격은 혹한과 열병, 그리고 굶주림에 허덕였던 프랑스 군을 궤멸로 몰고 갔다. 그중에서도 발진티푸스는 가장 많은 비전투 손실을 초래한 요소였다. 12월에는 천신만고 끝에 네만 강을 되넘어 온 인원 중에 전투 가능한 병력이 5,000명에 불과할 정도였다. 여담이지만 이 패잔병 중에는 『적과 흑(*Le Rouge et le Noir*)』의 작가 스탕달(Stendhal, 본명 Marie-Henri Beyle, 1783~1842년)도 있었다고 한다.

4장

깃털 뱀신의 사자가 가져온 질병

남아메리카 문명의 멸망과 처녀지 유행

1519년 에르난 코르테스는 600명의 병력을 이끌고 멕시코 해안에 상륙했다. 그는 전설 속의 깃털 뱀신 케찰코아틀이 강림했다고 생각한 원주민을 속여 총인구가 수백만[1]에 달하던 아즈텍 제국의 수도 테노치티틀란에 무혈 입성했지만, 부관 페드로 데 알바라도(Pedro de Alvarado, 1485~1541년)가 아즈텍 귀족 학살 사건을 일으키는 등 형세가 불리해지자 탈출하게 된다. 전열을 재정비한 그가 이 도시를 재점령하는 데 가장 크게 도움된 것은 역설적이게도 1520년 스페인령 쿠바에서 데려온 노예가 퍼뜨린 천연두였다. 1년 이상 유행하면서 묘하게도 원주민만 골라 죽음에 이르게 한 이 무서운 괴질은 용맹하던 아즈텍 전사의 사기를 완전히 꺾어 놓았다. 코르테스가 최종적 승리를 거두었을 때 쿠이틀라우악(Cuitlahuac, 1476~1520년) 황제를 포함해 주민

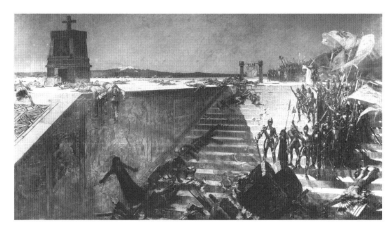

윌리엄 드 레프트위치 닷지(William De Leftwich Dodge, 1867~1935년)의 「테노치티틀란의 마지막 날
(The Last Days of Tenochtitlan)」.

20만 명의 절반 이상은 이미 사망하고 없었다. 이러한 현상은 1531년
프란시스코 피사로(Francisco Pizarro, 1475?~1541년)가 불과 168명으로
인구 수백만의 잉카 제국을 공격했을 때도 일어났다. 그에게도 1526
년경에 육로를 통해 전파된 천연두가 잉카 원주민 대부분을 몰살시키
는 ─ 원주민에게는 비극적인 ─ 행운이 따랐던 것이다.

　　　이렇듯 1518년과 1531년 사이에 아메리카 원주민 약 3분의 1이
천연두로 목숨을 잃었다. 홍역 또한 맹위를 떨쳤는데, 도미니카 섬의
산토도밍고를 시작으로 유행한 이 질병은 그나마 천연두를 견디고 살
아남은 인구의 3분의 2를 또다시 죽음으로 이끌었다. 홍역의 뒤를 이
어 유행한 발진티푸스로 사망한 멕시코 원주민도 1600년까지 200만
명이 넘었으며, 질병은 아니지만 알코올과 총기 도입이 원인으로 감

소한 인구 또한 적지 않았다. 그뿐만 아니라 16세기부터 시작된 노예 무역으로 신대륙에 팔려 온 약 900만 명의 아프리카 인을 통해 말라리아, 황열 같은 아프리카 풍토병마저 유행하면서 아메리카 원주민의 인구는 결국 원래의 10분의 1로 줄어들고 말았다.

한 학설에 따르면 인류에게 유행성 질병을 일으키는 세균과 바이러스는 대개 가축에서 유래했다고 한다. 천연두(*Variola major*)나 홍역 바이러스(*Morbillivirus measles virus*)는 소, 인플루엔자 바이러스나 백일해균(*Bordetella pertussis*)은 돼지, 개, 오리로부터 사람에 전달되었는데, 이 세균이 진화하는 과정에서 질병이 나타났다. 불행하게도 아메리카 대륙은 빙하기가 끝날 무렵인 약 1만 3000년 전 포유동물의 80퍼센트가 멸종했기에 가축으로 키울 소나 돼지가 존재하지 않았다. 그 결과 라마나 칠면조를 제외하고는 변변한 가축이 없던 원주민 사회는 세균도, 그에 따른 유행병도 없어 집단 면역을 기를 기회가 없었던 것이다.

콜럼버스가 상륙했을 당시 신대륙 원주민 수는 약 5000만에서 1억 명 정도로 추산된다. 다른 세계로부터의 감염증에 대한 저항력이 전무했던 이들은 인구의 일부가 면역성을 보유했던 구대륙 사람들에 비해 극심한 타격을 받았다. 이처럼 어떤 인구 집단과 질병이 최초로 만날 때 면역성이 없는 집단에서는 병에 걸렸을 때 그 병으로 사망한 환자의 비율을 나타내는 '치사율'이 매우 높아지는 현상이 나타난다. 의학에서 '처녀지 유행(virgin soil epidemic)'이라고 부르는 이 현상은 아메리카뿐만 아니라 타히티, 뉴질랜드 등에서도 관찰되었다.

5장

비정한 범재의 질투였는가?

모차르트의 병

볼프강 아마데우스 모차르트(Wolfgang Amadeus Mozart, 1756~1791년)는 36세의 나이에 요절했다. 빈의 사망자 명부에 따르면 그는 1791년 12월 5일 일요일 새벽, 0시 55분에 죽은 것으로 되어 있다. 사인은 당시 유행하던 감기의 일종으로 급성 발열과 발진이 특징인 '급성 미란성 발열(hitziges frieselfieber, 좁쌀만 한 발진이 무수히 난 발열)'이다. 그러나 이것은 의학적으로는 정식 병명이 아니었다. 그의 죽음을 둘러싸고 여러 억측이 나도는 이유도 여기에 있다.

모차르트의 사망 직후 돌았던 소문 중에 가장 유명한 것은 독살설이다. 생전에 부인에게 "누군가 나에게 독을 마시게 할지도 모른다."라고 말했다는 점, 발병 후 2주밖에 안 되어 사망했다는 점, 극심했던 구토, 악취, 온몸의 부종 등으로 지지받는 견해이다. 가장 유

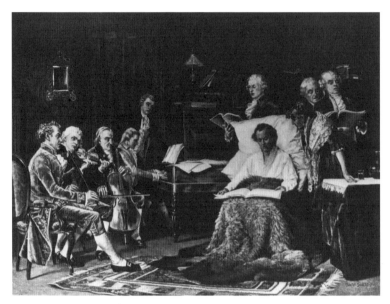

「레퀴엠을 노래하는 모차르트(Mozart 1756~91 Sings his Requiem)」, 토머스 쉴즈(Thomas Shields, 1849~1920년)의 그림.

력한 용의자로는 빈의 궁정악장 안토니오 살리에리(Antonio Salieri, 1750~1825년)가 꼽히며, 이를 기초로 알렉산드르 푸시킨(Aleksandr Pushkin, 1799~1837년)은 오페라 「모차르트와 살리에리(Mozart and Salieri)」를 썼다. 이 밖에도 제57회 아카데미 작품상을 받은 영화 「아마데우스(Amadeus)」 등 살리에리 범인설에 영향을 받은 작품이 많지만, 사실 이 주장은 근거가 매우 박약하다. 비록 모차르트 생전에 "살리에리는 나를 좋아하지 않는다."라고 언급하긴 했으나, 당시 빈 음악계의 지도자였던 살리에리에게 모차르트를 죽여서 얻을 이익은 없었고 모차르트의 아들이 나중에 그를 스승으로 모셨을 정도니 아무래도

앞뒤가 맞지 않는다. 다른 견해로는 매독 때문에 당시 유행하던 수은 치료를 받다 수은 중독으로 죽었다는 설도, 일부러 장티푸스에 걸려서 열을 내는 위험한 매독 치료법을 시도하다가 사망했다는 설도 있다.

한편 미국 메릴랜드 의과 대학 명예 교수 필립 맥코윅(Philip Mackowiak) 교수가 병리학적인 관점에서 모차르트의 사인을 연구한 2007년 저술[1]에 따르면, 그의 증상 중에서 가장 두드러진 것은 발열과 온몸의 부종으로 당시 빈에서 이런 병에 걸렸던 사람이 그뿐만이 아니었다고 한다. 맥코윅 교수는 연쇄상 구균 감염 후의 급성 깔때기 콩팥염(신우신염)이 사인으로 가장 의심되며, 원인은 스트렙토코크스 이퀴(*Streptococcus equi*)라는 특수한 종류의 연쇄상 구균일 가능성이 높다고 보았다. 이 균은 말에 가장 많은 감염을 일으키지만 소에도 감염이 되는데, 간혹 우유나 유제품을 통해 인간에게도 감염되어 콩팥 기능 상실을 일으키며 환자의 90퍼센트는 어른인데 현대 의학으로도 치료가 어려워 50명에 한 명꼴로 사망한다고 한다. (우유를 저온 살균 처리한 것은 19세기 중반 이후이므로 모차르트 시대에는 이 균으로 인한 감염증이 드물지 않았으리라 추측된다.) 필자가 아는 한 이것이 가장 최근에 나왔으며, 신뢰할 만한 의학 역사가가 주장한, 모차르트의 사인에 관한 학설이다.

모차르트의 장례는 사망 다음 날인 12월 6일 살리에리를 포함한 친지들이 참석한 가운데 빈 외곽의 장크트 마르코 묘지에서 치러졌다. 부인인 마리아 콘스탄체 모차르트(Maria Constanze Mozart,

1762~1842년)는 정신이 불안정한 상태여서 강제로 지인의 집에 맡겨졌기 때문에 장례식에 참석하지 않았다고 한다. 화려한 장례가 금지된 당시 빈에서는 한 사람을 위한 무덤 대신 여러 사람을 한꺼번에 묻고 나무로 묘비를 세웠으며, 장크트 마르코 묘지 또한 확장하면서 이장을 거듭한 관계로 모차르트의 시체가 묻힌 정확한 장소는 현재 베일에 싸여 있다. 이것 또한 그의 죽음에 관한 진상이 명확하게 밝혀지지 않는 이유 중 하나다.

6장

파리의 땅 밑에는, 또 하나의 파리가 있다

『레 미제라블』과 콜레라 유행

빅토르 위고(Victor Hugo, 1802~1885년)의 『레 미제라블(Les Misérables)』
에는 파리의 하수도가 무대로 등장한다. 정부군의 총공격으로 수양딸
코제트의 애인인 공화파 투쟁가 마리우스가 중상을 입자, 혁명 세력의
거점이던 바리케이드 안으로 잠입한 장발장이 그를 들쳐 업고 불결하
기 짝이 없는 하수도를 통해 탈출하는 장면에서다.

　　이 배경에는 1832년 파리의 콜레라 유행이 있다. 인구 100만
이었던 이 도시에 그해 3월 하순부터 빈민가를 중심으로 콜레라 환
자가 대량으로 발생했는데, 1개월도 지나지 않아 사망자가 1만 명을
넘어 거리 곳곳에 시체가 방치될 지경에 이르렀다. 민심은 흉흉해졌
고 때마침 정부가 하층 계급의 봉기를 우려해 빈민가에 독을 살포했
다는 소문이 돌았다. 질병에 대한 대중의 공포를 상류 계층의 권익만

을 보호하는 정부에 대한 증오로 바꾸는 교묘한 선동이었다. 상류층을 대변하며 공화파를 탄압하던 강경파 수상 카지미르 페리에(Casimir Périer, 1777~1832년)도 5월에 콜레라로 사망했지만, 공화파의 지도자로 대중적 인기가 높던 장 막시밀리앙 라마르크(Jean Maximilien Lamarque, 1770~1832년) 장군이 6월 초에 이 병으로 사망하자 그의 장례식을 계기로 파리 전역에서 폭동이 일어났다. 공화파의 지휘부는 파리 중앙 시장이 있던 레알 지구에 바리케이드를 쌓고 정부군과 대치했고, 정부군은 수일 후 총공격을 가해 폭동을 진압했다. 위고는 바로 이 전투를 소재로 삼았던 것이다.

그런데 위고는 장발장을 왜 하필 하수도로 탈출시켰을까?

19세기 초 파리 지하에는 "또 하나의 파리가 있다."라고 『레 미제라블』에서 묘사될 정도로 전문가가 전부 답사하는 데 7년이나 걸릴 만큼 복잡한 하수도망이 거미줄처럼 얽혀 있었다. 당시 아무도 그 정체를 몰랐던 콜레라균(Vibrio cholerae)에 오염된 환자의 대변과 각종 오물이 모여드는 이 하수도야말로 콜레라 유행의 온상이었다. 문제는 이 하수가 그대로 상수원인 센 상에 흘러갔다는 점이었다. 콜레라균에 오염된 물이나 음식을 조심하면 된다는 사실을 아는 현대인과는 달리, 하수구에서 올라오는 '냄새'를 콜레라의 원인으로 믿던 당시 독자라면 누구라도 장발장처럼 가슴께까지 물이 차는 지하 하수도를 통과하는 일은 자살 행위나 다름없다고 생각했을 터였다. 위고는 상상을 초월하는 위험을 무릅쓰는 장발장을 통해 그의 영웅적이고 헌신적인 사랑을 더욱 강조하려 했던 것이 아닐까.

이처럼 19세기 중반까지는 의학계에서도 독기 또는 장기(瘴氣)라고 부르는 공기 중의 나쁜 기운이 질병의 원인이라는 이론이 우세했다. 그래서 콜레라가 유행하면 나쁜 냄새를 쫓기 위해 거리에서 장뇌를 태우거나 표백제를 뿌리곤 했다. 1854년 영국의 존 스노(John Snow, 1813~1858년)가 콜레라 유행이 상수도 오염 때문임을 증명했지만, 프랑스 최고의 지식인이었던 위고의 이 1862년 작품에서 하수도의 독기가 병의 원인이라고 서술한 것을 보면, 이때까지도 아직 대중은 독기설을 더 믿었음을 알 수 있다.

『레 미제라블』의 배경을 장식했던 파리 콜레라는 이듬해 봄까지 1년 동안 약 2만 명의 희생자를 내고 종식되었고, 공화파는 16년 후인 1848년 2월 모든 시민이 평등한 정치적 권리를 가지는 공화제로 프랑스의 정체를 바꾸는 혁명을 완성했다.

7장

그들은 어디로 사라졌을까?

프랭클린 탐험대와 괴혈병

1795년 영국 해군이 레몬을 식단에 추가한 이래 괴혈병에 걸리는 선원은 급감했다. 이러한 성공은 조지프 리스터의 무균 수술법과 더불어 의학사에서 정확한 원리를 모른 채 질병을 치료한 드문 예로 남아 있다. 그러나 괴혈병은 의학사에서 경험에 따른 처방보다 과학적, 객관적 진리를 파악하는 것이 더욱 중요하다는 사실을 극명하게 보여 준 사례이기도 했다. 이 질병의 정확한 병인을 알지 못했던 영국 해군이 50년 후에 또 다른 희생을 치러야 했기 때문이다. 이미 해결했다고 여겼던 이 괴질이 다른 곳에서 모습을 드러냈던 것이다.

1845년 5월 19일, 존 프랭클린(John Franklin, 1786~1847년)이 지휘하는 북극 탐험대가 북아메리카 대륙에 이르는 또 다른 항로를 개척하려고 템스 강을 출발했다. 그들은 에레버스 호와 테러 호 두 척의 배에 137명의 대원이 3년간 항해할 수 있는 식료품을 실었는데, 그중에는 1.3톤 분량의 쇠고기 통조림도 있었다. (영국 해군은 방금 요리한 고기가 괴혈병에 효과가 있다고 믿었기에 모든 함선에 일정량의 통조림을 싣도록 규정했다.) 탐험대는 어는 것을 막기 위해 소량의 럼주를 섞은 레몬주스 4,200리터를 나무통에 넣어 보관했다. 모든 대원은 장교 입회 하에 하루에 레몬 주스 30밀리리터를 물에 희석해 설탕을 타서 마시도록 명령받았다.

3년이 지나도록 탐험대는 돌아오지 않았다. 영국 정부는 이들의 수색에 공헌한 자에게는 국적과 인종을 불문하고 상금 2만 파운드를 주겠다고 발표했지만, 8년이 지나자 이것도 시들해져 갔다. 1854년 10월, 허드슨 베이 사[1]의 전속 의사였던 존 레이(John Rae, 1813~1893년) 박사는 이누이트에게 어딘가에 35구의 백인 시체가 있다는 이야기를 들었다. 급히 조직된 수색대는 킹 윌리엄 랜드[2]에 있는 그레이트피시 강 하구에서 시체를 발견했다. 탐험대는 신항로 발견이라는 목적을 달성한 것이었다. 현장에는 700여 개의 열려진 통조림 깡통이 일렬로 늘어서 있었다. 생존자들은 가지고 있던 통조림 전부를 이곳에서 열어 보았던 것으로 추측되었다.

이 소식을 들은 제인 프랭클린(Jane Franklin, 1791~1875년) 부인은 직접 수색대를 조직해 조사에 나섰다. 그 결과 1848년 4월 22일 프랭클린 함대가 빙산에 갇혀 움직일 수 없는 채로 고립되고 말았다는 사실이 밝혀졌다. 레몬 주스는 썩어 배와 함께 남겨졌다. 105명의 생존자가 배를 버리고 얼음 위를 걸어 캐나다를 향해 떠났고, 육지에 도

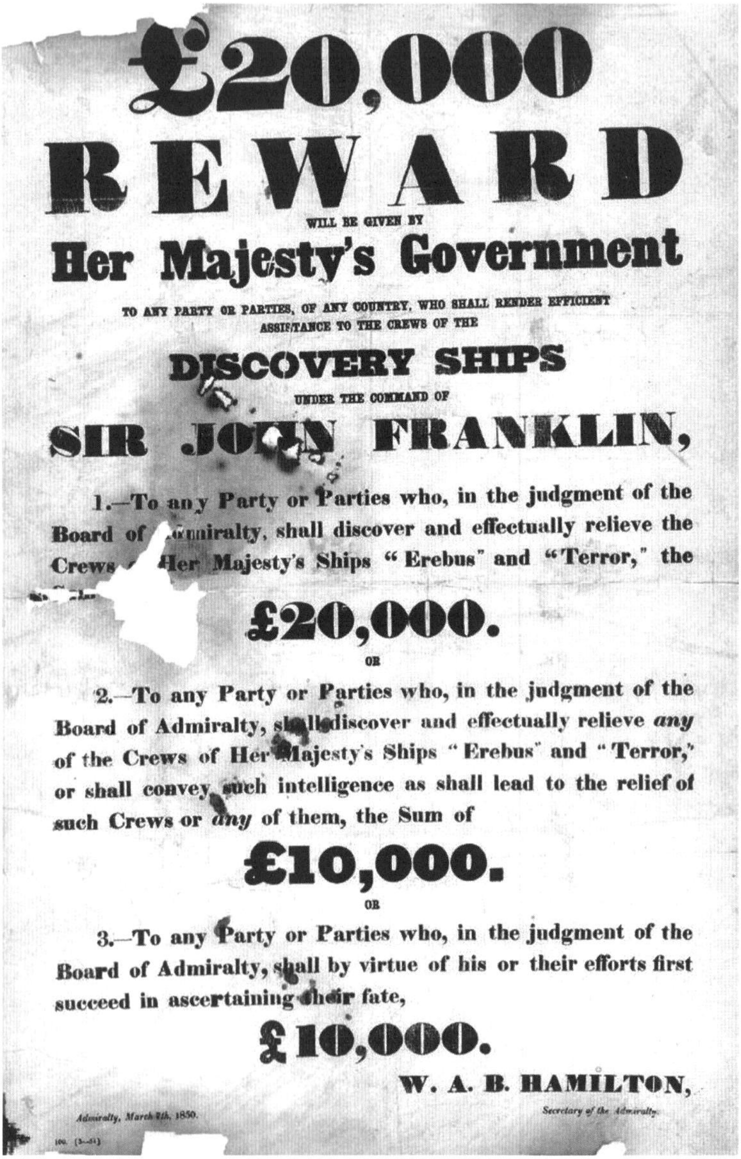

프랭클린 탐험대의 정보를 제공한 자에게 상금을 주겠다는 공고문.

착할 때쯤에는 대부분이 괴혈병으로, 최후의 35명은 통조림이 상해 제대로 먹지도 못한 채 죽어 간 것으로 판단되었다. (이누이트들은 입에서 피를 흘리는 쇠약한 백인들이 썰매를 끌며 캐나다 본토 쪽으로 이동하는 모습을 목격했다고 증언했다.) 1878년 미국 육군의 프레더릭 슈왓카(Frederick Schwatka, 1849~1892년) 중위가 대원들의 유골을 발견했다.[3]

비타민 C는 기니피그와 영장류를 제외한 모든 동물의 체내에서 합성된다. 만약 탐험대가 자신들의 병이 비타민 C 결핍 때문이라는 사실을 알고 레몬 주스 대신 순록이나 생선을 날로 먹었더라면 일부나마 비극을 예방할 수 있었을 터였다. 1913년 노르웨이 오슬로 대학교의 악셀 홀스트(Axel Holst, 1860~1931년)와 테오도르 프룈리히(Theodor Frølich, 1870~1947년)는 음식 속 특정 물질이 결핍될 경우 괴혈병이 생긴다는 가설을 발표했고, 미국의 알프레드 헤스(Alfred Hess, 1875~1933년)는 이 물질이 감귤류나 토마토에 많이 들어 있다는 사실을 증명했다. 비타민 C로 명명된 이 영양소가 화학적으로는 아스코르브산(ascorbic acid)이라는 사실은 1932년에 가서야 밝혀진다.

8장

운명의 검은 손길
이그나즈 제멜바이스와 패혈증

마취법이 널리 보급되자 외과 의사들은 지금껏 시도하지 못했던 여러 부위의 수술을 마구 시행하기 시작했다. 그 결과 (믿어지지 않을지 모르지만) 오히려 더욱 많은 환자가 죽음에 이르게 되었다. 그야말로 병원에서 수술을 받는 것이 '워털루 전쟁보다 위험한' 일이었던 시기였다. 이 역설적인 현상은 수술 부위의 세균 감염이 원인이었다. 이 감염이라는 문제를, 아직 미생물학이 발달하지 못했던 시기에 소독으로 예방할 수 있다는 사실을 최초로 증명해 보인 것이 빈의 산과 의사 이그나즈 제멜바이스(Ignaz Semmelweis, 1818~1865년)였다.

　　그 대상은 분만 도중에 생긴 상처에 연쇄상 구균 등이 침입해 생기는 패혈증인 산욕열로, 이 병이 전염성이라는 언급은 히포크라테스 전집 중 「여성의 질병에 관하여(On the Diseases of Women)」에도 나타나 있지만 정작 큰 문제가 된 것은 19세기 초의 일이었다. 이 시기에는 의학 연구의 수단으로서 수많은 병리 해부가 시행되었는데, 때맞추어 대형 병원에서 산욕열의 증례가 증가하기 시작했다. 1843년 2월 13일 미국의 올리버 웬들 홈스(Oliver Wendell Holmes, 1809~1894년)는 보스턴 의사회에서 산욕열 환자를 진찰한 의사나 시체 해부를 시행한 의사가 산모를 진찰하면 안 된다고 주장했다. 그는 염화칼슘 용액으로 손을 씻거나 산욕열 환자를 진찰한 후에는 옷을 갈아입는 것이 질병 예방에 도움이 될 것이라고 제안했으나, 의사가 병의 원인이 된다는 이론에 거부감을 느낀 산과 의사들의 심한 반대에 부딪혀 1855년까지는 침묵을 지킬 수밖에 없었다.

한편 (오스트리아의 지배를 받고 있던) 헝가리 출신의 제멜바이스는 빈과 부다페스트에서 의학을 공부하고 1846년부터 빈 종합 병원 제1산과 병동의 조수로 일하고 있었다. 당시 세계 제일의 규모를 자랑하던 빈의 산과 병동은 의과 대학생의 실습을 위한 제1병동과 조산부의 양성을 위한 제2병동으로 나뉘어 있었는데, 산욕열로 인한 산모의 사망률은 두 병동이 판이하게 달랐다. 조산부들이 환자를 돌보는 제2병동의 임산부 사망률은 3퍼센트 정도였는데 비해, 제1병동은 평균 10퍼센트를 기록할 정도였다. 산모들은 어떻게 해서든 의사들이 없는 제2병동에 입원하기 위해 제멜바이스에게 울며불며 매달리기 일쑤였다.

이러한 현실에 충격받은 제멜바이스는 그 차이가 어디에서 오는지를 면밀하게 검토했고, 결국 부검실에서 실습을 하다가 산과 병동으로 가서 진찰하는 학생들이 손으로 퍼뜨리는 산욕열 때문이라는 결론을 내렸다.

1847년에는 제멜바이스의 친구이자 병리학 조수였던 야콥 콜레츠카(Jakob Kolletschka, 1803~1847년)가 부검 중 칼에 찔린 상처 때문에 사망하는 일이 일어났다. 친구의 시체 부검에 참여한 제멜바이스는 병변이 산욕열의 그것과 동일함을 발견하고, 산욕열이 전염성 질환이라는 생각에 확신을 갖게 되었다. 이 일을 계기로 제멜바이스는 산과 증례를 진찰할 때에는 누구든 염화칼슘 용액으로 손을 씻도록 했다. 이런 그의 노력 덕분에 제1산과 병동의 사망률은 9.92퍼센트에서 3.8퍼센트로, 그다음 해에는 1.27퍼센트까지 감소하게 되었다.

실적을 바탕으로 확신을 얻게 된 제멜바이스는 오염된 손으로 진찰을 계속하는 산과 의사들을 살인범과 마찬가지라며 맹렬히 비난했다. 그러나 그의 이런 성급한 태도는 선배 교수들의 심한 반발에 부딪혔고 결과적으로는 승진 누락, 감봉 등 여러 형태의 핍박을 초래하게 되었다. 하릴없이 고향 부다페스트로 돌아가 스젠트 로쿠스 병원의 산과 과장이 된 그는 1861년 「산욕열의 원인, 개념, 그리고 치료(Die Ätiologie, der Begriff und die Prophylaxis des Kindbettfiebers)」라는 논문을 발표해 빈에서의 주장을 재확인했다.

겉으로는 강한 척했지만 의외로 섬세한 성격의 소유자였던 제멜바이스는 말년에 정신병을 앓게 되는데, 정신 병원에 입원하기 직전 부검을 하다 칼에 찔린 상처에서 병발한 패혈증으로 47세에 사망했다.[1]

Die Aetiologie, der Begriff

und

die Prophylaxis

des

Kindbettfiebers.

Von

Ignaz Philipp Semmelweis,

Dr. der Medicin und Chirurgie, Magister der Geburtshilfe, o. ö. Professor der theoretischen
und practischen Geburtshilfe an der kön. ung. Universität zu Pest
etc. etc.

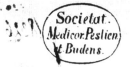

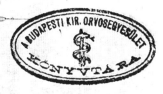

Pest, Wien und Leipzig.

C. A. Hartleben's Verlags-Expedition.
1861.

제멜바이스의 「산욕열의 원인, 개념, 그리고 치료」 논문 표지.

9장

피의 힘

니콜라이 왕조와 혈우병

혈우병은 혈액이 굳는 데 관여하는 단백질에 이상이 생기는 유전병으로, 조금만 부딪혀도 피가 나고 일단 출혈이 시작되면 잘 멎지 않는 것이 특징이다. 성염색체인 X 염색체로 전달되는 까닭에 주로 남성만 증상을 보이는데, 근친혼을 거듭했던 유럽 왕실에서 19세기 후반과 20세기 초 사이에 흔하게 발병했기 때문에 '왕실의 병'이라고 불리기도 한다.

그런데 독일, 스페인, 러시아 왕족에서 나타난 혈우병 유전자의 근원을 거슬러 올라가면 영국의 빅토리아 여왕(Alexandrina Victoria, 1819~1901년)에 이른다는 것이 정설이다. (그녀의 부계, 모계 조상에는 혈우병을 앓은 남자가 없었다. 여왕의 성염색체에 유전적 돌연변이가 일어났을 확률은 5만분의 1이라고 한다. 만약 돌연변이가 아니라면, 여왕이 사생아일 경

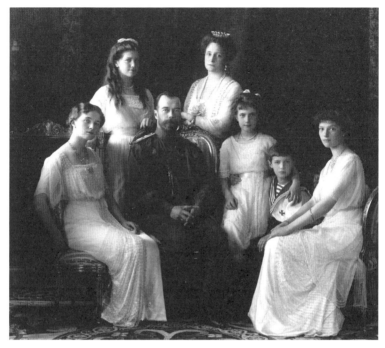

니콜라이 2세의 가족 사진.

우에만 이 현상을 과학으로 설명할 수 있다는 심히 불경스러운 결론에 도달한다.) 1868년의 《영국 의학 저널(*British Medical Journal*)》에 따르면 빅토리아 여왕의 4남 5녀 중 막내아들인 레오폴드 왕자(Leopold George Duncan Albert, 1853~1884년)는 빈번한 출혈에 시달리다 31세에 뇌출혈로 사망했다. 그러나 역사적으로 더 큰 문제를 일으킨 것은 여왕의 손녀를 통해 러시아 왕가로 전달된 유전자였다.

빅토리아 여왕의 손녀인 알렉산드라(Alexandra Feodorovna Romanova, 1872~1918년)는 1894년 러시아 제국 황제 니콜라이 2세

(Nikolai II, 1868~1918년)와 결혼했다. 왕위를 이을 아들을 학수고대하던 그녀는 4명의 딸을 출산한 끝에 알렉세이 황태자(Alexei Nikolaevich, 1904~1918년)를 낳았지만, 불행하게도 빅토리아 여왕의 혈우병 유전자가 아기에게 전해졌다. 아기는 출생 시부터 배꼽에 수차례 출혈이 있었고, 걸음마를 하다가 입은 극히 가벼운 타박상에도 커다란 피멍이 생겼다. 혈우병이라는 사실에는 의심의 여지가 없었다. 가장 사랑하는 아들이 불치병 환자라는 사실은 황제 부부, 특히 어머니 알렉산드라 황후에게 엄청난 충격을 주었다. 그러나 정치적인 이유 때문에 황실은 이 사실을 세상에 알릴 수 없었다. 그들은 아들과 함께 상트페테르부르크 남쪽의 차르스코예 셀로 별궁[1]에서 은둔 생활을 시작했다.

그러던 1907년 7월, 뇌출혈을 일으킨 황태자가 3일 동안 극심한 고통 속에 사경을 헤매는 응급 상황이 발생했다. 궁정 의사들은 속수무책이었다. 절망에 빠져 필사적으로 방도를 찾던 황후는 신비한 능력을 가졌다는 떠돌이 승려 그리고리 라스푸틴(Grigori Rasputin, 1869~1916년)에게 아들의 치료를 맡겼다. 검은 머리에 날카로운 눈빛을 가진 이 괴승은 자신에 찬 태도로 병상으로 다가가 환자의 손을 잡고 무엇인가 조용히 이야기를 시작했다. 놀랍게도 하루 만에 환자의 통증이 사라졌다.

이후 황후는 아들이 아플 때마다 라스푸틴을 찾았다. 절대 안정을 강조하며 최면술을 사용하는 그의 치료법은 번번이 기적과 같은 효과를 보였다. 라스푸틴은 이로써 러시아 정치에 가장 강력한 영향을 미치는 인물이 되었다. 황태자의 유일한 치료자인 그의 말을 황후가 무조건 따랐기 때문이었다. 그러나 황실이 혈우병에만 노심초사하는 사이에 나라 살림은 피폐해져 갔다. 니콜라이 2세가 제1차 세계 대전의 전선으로 직접 떠난 후 정부 각료를 마음대로 바꿀 정도로 전횡을 일삼던 라스푸틴은, 결국 1916년 12월 정적에게 암살되어 강물 속에 던져지게 된다. 그러나 제정 러시아의 국운은 이미 돌이킬 수 없을 정도로 기울어 있었다.

라스푸틴이 죽기 얼마 전 황제에게 남긴 편지에는 자신이 한 달 이내에 죽을 것이며, 그로부터 1년 후에 황제와 그 가족이 모두 죽을 것이라는 내용이 적혀 있었다고 한다. 불행히도 이 불길한 예언은 현실이 되고 말았다. 1년 후 러시아에는 혁명이 일어났고, 내전 와중에 예카테린부르크에 유폐된 황족은 1918년 7월 16일 밤 볼셰비키에게 전원 총살되었다. 빅토리아 여왕의 혈우병 유전자가 초래한 비극적 결말이었다.

10장

세계 대전보다 더 치명적이었던 감기

스페인 독감

중세의 페스트 이후 인류 역사에 기록된 가장 강력한 유행병으로는 1918년부터 1년 동안 유행했던 스페인 독감이 꼽힌다. 세계 인구가 16억 명이던 시절 감염자만 6억 명이었고, 사망자는 2000만 명과 5000만 명 사이로 추정되는 큰 재앙이었다. 제1차 세계 대전 중인 1918년 봄 미국에서 시작된 이 병은 유럽에 파견된 미군을 통해 프랑스, 또 스페인으로 퍼졌는데, 처음에는 전염성은 매우 강했지만 금방 낫는 단순한 감기였다. 6월 말까지 스페인에 약 800만 명의 환자가 발생하자 사람들은 이 병을 '스페인 독감'이라고 부르게 되었다. (스페인에서만은 '프랑스 독감'으로 불렸다.)

그러나 여름으로 접어들면서 양상이 일변했다. 전염성은 그대로였지만 치사율이 높아진 것이다. 두 번째 유행은 빠르게 지나가면

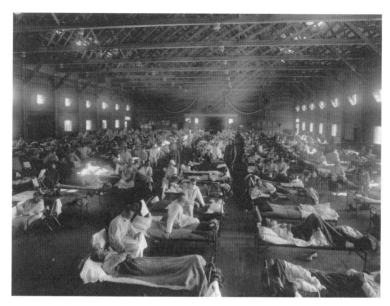

1918년경 캔자스 주 포트 라일리의 캠프 펀스턴 내 군병원의 모습.

서 조용히 사람들을 죽였다. 밤늦도록 카드 게임을 같이 한 여성 4명 중 3명이 다음 날 아침에 죽을 정도로 병의 진행 속도는 빨랐다. 세계는 대혼란에 빠졌다. 보건 담당자는 도로에 화학 약품을 살포했고, 사람들은 균을 막기 위해 당국에서 지급한 마스크를 쓰고 다녔다. 담배 연기가 바이러스를 죽인다는 루머가 돌자 직장마다 흡연을 권장하는 해프닝도 있었다. 오트밀을 많이 먹으면 병에 걸리지 않는다는 소문도 진실로 여겨졌다. 상점은 영업을 중지했고 장례식은 15분 이내에 끝내도록 제한되었다. 어떤 마을에서는 병에 걸리지 않았다는 증명서가 없는 여행객의 출입을 금했다.

전쟁으로 많은 의사가 군의관으로 차출되어 있기도 했지만, 전선에서 돌아오는 부상병이 늘어나던 시기에 발생한 이 유행병은 일부 지역에서의 의료 인력 부족을 초래했다. 밤에 병원에서 자원 봉사자로 일한 사람을 낮에는 쉬도록 배려하는 회사도 있었지만, 자원 봉사만으로 인력 부족을 해결할 수는 없었다. 비상 사태에 직면한 의과 대학은 3, 4학년 과정을 폐쇄하고 학생을 병원에 투입해 인턴이나 간호사 업무를 맡겼다. 인플루엔자에 감염되어 사망하는 의사가 늘어 가자 의사는 더욱 부족해졌고 급기야 군의관이 민간인 진료에 동원되기도 했다.

누구도 인플루엔자로부터는 안전할 수가 없었고 어떤 대책도 효과가 없었다. 도시마다 관이 동나고 묘를 파는 인부와 장의사가 부족한 비참한 사태가 발생했다. 이 독감으로 인한 희생자는 독일에서만 40만 명, 영국에서는 22만 8000명에 달했다. 미국에서는 1918년 9월과 1919년 6월 사이의 10개월간 67만 5000명이 이 병으로 사망했다. 이는 양차 세계 대전, 한국 전쟁, 베트남 전쟁의 전사자 합계(42만 3000명)보다 월등히 많은 것이었다. 우리나라에서도 이 독감으로 약 14만 명이 사망했다고 알려져 있으며, 가장 많은 희생자를 낸 나라는 인도로 약 1600만 명에 이르렀다.

보통 인플루엔자의 치사율이 0.1퍼센트 미만인 반면, 1918년의 유행은 전체 환자의 2.5퍼센트를 죽음으로 이끌 정도로 무서웠다. 특히 15세와 34세 사이의 젊은 환자들은 치사율이 다른 연령대 평균보다 20배나 높았다. 이 유행은 14세기 중반의 4년간 약 3000만 명을 희생시킨 페스트보다 총 사망자 수는 적었지만, 1년 동안에 발생한 사망자 수로는 역사상 가장 파괴적인 질병이었다. 그러나 이렇게 많은 희생에도 이 병은 그에 걸맞은 강렬한 인상을 남기지 못한 채 잊혀 갔다. 전쟁 뉴스가 언론을 뒤덮던 때였고, (젊은이의 치사율이 높았기에) 병으로 죽은 저명 인사가 드물기 때문이기도 했다. (미국 대통령, 독일 수상, 프랑스 수상도 이 감기에 걸렸지만 나이가 많아서였는지 모두 회복되었다.)

그런데 오래된 조직에서 유전자를 찾아내는 새로운 기술을 개발한 미국 군사 병리 연구소의 제프리 토벤버거(Jeffry Taubenburger, 1961년~) 팀이 2005년에 이 바이러스를 복원하는 데 성공했다. 1918년에 사망한 어느 병사의 조직 표본과 1998년 알래스카의 묘지에서 파낸 당시 원주민 희생자의 시체 조직을 사용해 9년에 걸친 연구로 바이러스 유전자를 복구한 것이다. 그들의 논문에 따르면, 이 인플루엔자 바이러스는 조류에서 유래했을 가능성이 매우 컸다. 논문 발표 전에 열린 '생물학적 안전에 관한 국가 자문 위원회(National Science Advisory Board of Biosecuvity, NSABB)'는 대량 살상 생물 무기의 설계도나 마찬가지인 바이러스의 유전자 구조 발표에 큰 부담을 느꼈으나, 이를 공표함으로써 얻는 인류의 이득이 손실보다 많다는 결론을 격론 끝에 내렸다고 한다. 그러나 이런 연구가 전혀 불필요할뿐더러 해만 끼치는 것이라고 비판하는 사람도 있다. 중국이나 러시아 혹은 이란이 이를 보고 바이러스를 만든다고 상상해 보라는 것이다. 어쨌거나 복원된 바이러스는 엄중한 감독 아래 연구용으로만 쓰인다고 한다.

몇몇 언론은 이 바이러스가 동남아시아에서 유행했던 조류 독감 바이러스와 유사하다며 우리를 불안하게 하고 있다. 의학이 발달한 현대에는 설사 당시의 바이러스가 다시 나타나더라도 다시 대유행을 일으키지는 않을 것이라고 보는 학자가 많다. 그럼에도 세계 각국이 대유행을 걱정하며 대처에 분주한 것은, 토벤버거의 연구가 조류독감과 맞물리며 1918년의 악몽을 상기시키기 때문일 것이다.

11장

살인 호텔의
수수께끼를 풀어라

재향 군인병

1976년 7월 24일, 필라델피아의 벨뷰스트랫퍼드 호텔에서 열렸던 미국 재향 군인회 펜실베이니아 지부의 독립 200주년 기념 행사가 성황리에 막을 내렸다. 수천 명의 참석자가 집으로 돌아간 며칠 후, 군인회 사무실에는 친구가 죽었거나 가족이 아프다는 회원들의 전화가 걸려 오기 시작했다. 펜실베이니아 지부의 에드워드 호크(Edward Hoak, 1924~1991년)는 사태의 심각성을 직감하고 참석자 중에 또 다른 환자가 있는지 파악에 나섰다. 그는 급히 보건 당국에 이 사실을 알리는 한편 원인을 조사하도록 설득했다. (그의 빠른 대응으로 영문도 모른 채 집에서 앓고 있던 환자 28명이 목숨을 건질 수 있었다.)

그다음 주 초까지 17명의 퇴역 군인이 급성 폐렴 증세를 보이다 사망했고, 보건 당국은 그 이유를 설명하지 못했다. 신문은 "6일간 25명 사망, 아직 원인을 모름."이라는 머리기사로 이 괴질을 전하기 시작했다. 미국 의회와 백악관은 이 병이 당시 아시아에서 맹위를 떨치던 돼지 인플루엔자라고 생각하고 크게 당황했다. 제럴드 포드 대통령(Gerald Ford, 1913~2006년)은 서둘러 전 국민에게 인플루엔자 예방 접종을 실시하는 행정 명령에 서명했다.

7월의 비극적인 행사에서 회장으로 선임된 조지프 애덤스(Joseph Adams)는 12일간 15곳 이상의 장례식에 참석해야만 했다. 그는 이 사고의 원인을 조금이라도 알고 있다는 사람이라면 누구라도 만나기 위해 10만 킬로미터를 운전하며 전국을 돌아다녔다. 1976년 가을까지 과학자, 의사, 언론, 대중은 니켈 중독부터 바이러스성 폐렴, 공산주의자나 제약 회사가 예비역 군인을 죽이려 했다는 음모론까지 다양한 가설을 쏟아 내고 있었다.

방역 당국은 병에서 살아남은 모든 환자와 추적 가능한 관련자 전원을 대상으로 조사에 들어갔다. 4,400명의 환자와 가족이 질문을 받았고, 모든 시체에 현미경 검사를 포함한 부검이 시행되었다. 9월이 되자 조사의 초점은 벨뷰스트랫퍼드 호텔에 집중되었다. 호텔과 그 주변의 물, 공기, 흙, 먼지 등 엄청나게 많은 시료가 채집되었다. 그러나 의심스러운 세균이나 화학 물질은 발견되지 않았다.

원인은 5개월 후에야 밝혀졌다. 1977년 1월 18일 질병 통제 센터(Center for Disease Control, CDC)[1]의 조지프 맥데이드(Joseph McDade, 1940년~) 팀이 이 병의 원인균을 분리했다고 발표한 것이다. 후속 조사에서 세균은 호텔의 냉방 장치에서 번식한 것으로 판명되었다. 중

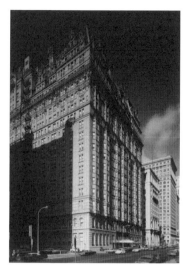
1976년 당시 벨뷰스트랫퍼드 호텔의 사진.

앙 냉각탑에서 증식한 균이 에어컨디셔너를 통해 실내로 유입되었던 것이다. 221명의 환자와 34명의 사망자를 낸 이 괴질은―재향 군인들의 반대에도―레지오넬라병, 즉 재향 군인병(Legionnaires' Disease)으로 알려지게 되었다.

르네상스 양식의 19층짜리 유서 깊은 벨뷰스트랫퍼드 호텔은 이 사고로 결정적인 타격을 입었다. 1976년 문을 닫아야만 했던 이 호텔은 여러 번 주인이 바뀌었고 현재는 세계적인 호텔 체인 하얏트 그룹에 인수되어 벨뷰 호텔이라는 이름으로 불리고 있다.

12장

사람의 탐욕에
죽어 간 환자들

에이즈와 제약 회사

1980년대 초에 세계 의학계를 뒤흔든 에이즈는 원인이 되는 바이러스가 밝혀지기 전에 이미 섹스, 수혈, 혈액 제제를 통해, 또는 임신을 통해 산모에게서 태아로 감염되는 기전이 알려져 있었다. 이 고리를 끊음으로써 에이즈 확산을 막으려 애썼던 의료진에게 가장 절실하게 필요했던 것이 정확한 진단법의 개발이었다. 미국 로버트 갈로(Robert Gallo, 1932년~)가 에이즈 진단법을 제일 먼저 내놓았는데, 문제는 프랑스의 뤼크 몽타니에(Luc Montagnier, 1932년~)가 발견한 바이러스를 사용했음에도 마치 갈로 자신이 바이러스의 최초 발견자인 것처럼 논문을 썼다는 것이다. 어쨌건 세계에서 처음으로 상업화된 이 진단 키트를 쓰려면 엄청난 사용료를 내야 했다. 이제 이 사건은 단순히 연구 부정이라는 학문적 문제를 떠나 미국과 프랑스 두 나라의 자존심과 경제적 이익이 걸린 다툼으로 발전하게 되었다.

프랑스 쪽에서 보면 이 바이러스는 원래 파스퇴르 연구소의 것이었으므로 수입도 당연히 최초 발견자인 몽타니에 팀에게 귀속되어야 했다. 1985년 12월 파스퇴르 연구소는 미국 연방 법원에 특허권 침해 소송을 제기했다. 프랑스 정부는 한 걸음 더 나아가 갈로의 에이즈 진단법을 인정하지 않는 강경한 조치를 취함으로써 바이러스를 훔친 미국이 프랑스에서 이익을 챙기는 것을 금지했다. (이후 프랑스는 독자적인 진단법을 개발하지만, 그동안 프랑스 혈액 제제를 사용한 혈우병 환자가 다수 에이즈에 감염되었고 300명 이상이 사망했다.) 결국 누가 에이즈 바이러스를 먼저 발견했으며 그에 따른 제품의 특허권은 누가 가질 것인가에 관한 문제는 1987년 로널드 레이건(Ronald Reagan, 1911~2004년)과 프랑수아 미테랑(François Mitterrand, 1916~1996년) 대통령의 정상 회담 후에 정치적으로 매듭지어졌다. 그 내용은 바이러스를 두 나라의 공동 발견으로 하고 이익을 반씩 나눈다는 것이었다.

그런데 세월이 흐른 후 프랑스가 미국의 혈액 검사법을 인정하지 않았던 진짜 이유가 밝혀졌다. 수출용으로 이미 만들어 놓은 자국의 혈액 제제 재고가 소진될 때까지 시간을 벌어 주기 위해서였다는 것이었다. 보관 중인 혈액 제제를 전수 검사하면 상당수가 사용 불가 판정을 받을 테고, 이 여파로 해외 구매자들이 프랑스 제약 회사 제품을 사지 않게 될 것이 두려워서 미국을 핑계로 시간을 끌었던 것이다. 이 스캔들로 프랑스 보건 당국자 4명이 감옥에 갔지만, 사건을 실제로 주도한 고위층이 더 있었을 것이라는 의혹이 남았다.

그 후 이와 유사한 정황이 독일과 일본을 비롯한 세계 각국에서 드러났고 억울하게 에이즈에 걸린 환자와 제약 회사 사이에 다양한 분쟁이 발생했다. 이웃 일본의 사법부는 사전 검사를 소홀히 해 환자에게 에이즈를 옮긴 제약 회사(미도리주지 사)의 잘못이 매우 크다고 판단하고 회사가 아예 문을 닫게 하는 엄중한 판결을 내렸다. 우리나라에서도 (울산 의대 서울 아산 병원 미생물학 교실 조영걸 교수에 의해 처음으로) 혈액 제제로 인한 에이즈 감염이 보고되면서 다툼이 있었으나 수년에 걸친 소송 끝에 환자들이 제약 회사로부터 약간의 금전적 보상을 받는 조건으로 화해가 성립했다.

죽음의 하얀 가루

13장

탄저균 세균 무기

2001년 9·11 테러 직후 미국 사회를 또 한 번 공포로 몰아넣었던 테러 사건이 있었다. 뉴욕, 플로리다, 워싱턴 D. C. 등지에 하얀 가루 형태의 탄저균(*Bacillus anthracis*)이 든 봉투 5개가 우편 배달되어 여기 노출된 사람 중 적어도 16명이 탄저병에 감염, 그중 5명이 사망한 것이다. 이를 계기로 인류는 생물 무기의 위협에 큰 관심을 가지게 되었으며, 의학자들은 한동안 잊혔던 탄저균 연구에 다시 눈을 돌렸다.

세균의 존재를 최초로 발견한 사람은 네덜란드의 안톤 판 레이우엔훅(Antoni van Leeuwenhoek, 1632~1723년)이지만, 질병을 일으키는 세균, 즉 병원성 세균의 존재를 최초로 증명한 사례는 1850년 프랑스의 카지미르 다뱅(Casimir Davaine, 1812~1882년)과 피에르 레예(Pierre Rayer, 1793~1867년)가 가축에서 탄저균을 관찰한 것이 처음이었다.

탄저균의 어원은 그리스 어로 '석탄(anthrakis)'이다. 흙 속에 포자 형태로 존재하며 양을 비롯한 몇몇 동물에 질병을 일으키는 이 균은 사람에 감염되면 상처 부위에 물집과 석탄처럼 새까만 궤양을 만든다. 드물게 탄저균이 폐에 들어가 발생하는 폐 탄저는 발병자 가운데 90퍼센트가 목숨을 잃는 것으로 알려져 왔다.

이 치명적인 균은 몇 개만 폐에 들어가도 질병을 유발할 수 있으며, 배양이 쉽고 장기간 보관이 가능하기 때문에 냉전 시대 미국과 (구)소련이 공중 살포용 세균 무기로 개발했고 현재는 북한을 포함해서 적어도 17개국이 보유하거나 개발 중에 있다. (1993년 미국 의회 자료에 따르면 100킬로그램짜리 탄저균 폭탄 하나로 300만 명을 죽일 수 있다고 한다.) 그러나 맨 먼저 탄저균을 무기로 만든 곳은 뜻밖에도 '신사의 나라' 영국이었다.

나치의 침략으로 궁지에 몰린 조국을 위해 가능한 모든 수단을 동원하려 했던 윈스턴 처칠(Winston Churchill, 1874~1965년) 수상의 지시로 영국 과학자들은 1941년 봄 탄저균 폭탄 개발에 돌입했다. 1942년에 완성된 폭탄은 넓은 범위에 퍼지기 쉽도록 탄저균 포자를 갈색의 걸쭉한 죽 모양으로 농축했으며 무게는 11킬로그램이었다. 그해 여름 영국군은 스코틀랜드 북서쪽 길이 1.6킬로미터, 폭 600미터 크기의 무인도 그루이나드 섬에서 세계 최초의 탄저 폭탄 투하 실험을 시행했다. 이 실험을 위해 육지에서 실려 온 60마리의 양은 문자 그대로 희생양이 되었다. 인근 기지에서 출격한 빅커스 웰링턴 폭격기가 말뚝에 매어 넓은 범위에 분산시켜 놓은 양들 사이에 폭탄을 투하했고,

수일 내로 모든 양이 죽었다. 이 시기 약 3킬로미터 떨어진 섬 건너편 육지에서도 농가의 말이나 소, 양이 탄저병 증세를 보이며 죽어 갔지만 아무도 진실을 알지 못했다.

전세가 유리해지자 영국은 탄저 폭탄 연구를 중지했고 독일에 폭탄을 투하하려던 계획은 끝내 실행에 옮겨지지 않았다. 그러나 탄저균은 흉흉한 소문과 함께 사람의 출입이 금지된 그루이나드 섬 땅속에 살아남아, 35년 동안 인근의 관광 사업에 막대한 피해를 끼쳤다. 1986년 영국 정부는 민간 회사에 돈을 주고 섬 소독 사업을 맡겼는데, 1년에 걸친 기간 동안 280톤이 넘는 포르말린과 2,000톤가량의 바닷물이 소비되었다. 참고로 2001년 우편으로 전달된 탄저균 봉투를 열어서 오염되었던 수도 워싱턴 D. C.의 상원 빌딩을 소독하는 데는 1개월이라는 시간과 2300만 달러의 비용이 들었다고 한다.

14장

아프리카를 덮친
죽음의 바이러스

에볼라 출혈열

페스트나 천연두처럼 유사 이래 인류에게 심대한 피해를 입혔던 감염증은 여럿 있지만, 에볼라 출혈열과 같이 무서운 감염증은 드물다. 에볼라 바이러스는 감염 후 1주일 정도의 잠복 기간을 거쳐 발병하는데 4일에서 10일 동안 50~90퍼센트의 환자가 사망한다고 한다. 이 병은 초기에는 발열과 두통, 전신 권태감, 근육통, 관절통 등 인플루엔자와 비슷한 증상이 나타나다가, 체내에서 바이러스가 폭발적으로 증식하면서 내장, 신경 계통을 포함한 모든 조직이 파괴되고 끝내는 폐, 위장 등 신체 각 부위의 출혈로 사망에 이르게 된다.

에볼라 출혈열은 바이러스가 발견된 장소에 따라 몇 가지 유형으로 구분되는데 그중 가장 치명적인 유형은 거의 90퍼센트에 이르는 치사율을 보인다. 내장이 파괴되면서 신체의 모든 구멍에서 피를 흘리는 마지막 모습이 너무도 끔찍해서 더욱 무섭게 느껴지는 이 병에 대해서는 아직 알려진 것이 별로 없는데, 이런 점도 공포심을 증폭시키는 또 하나의 원인이다.

이 병의 최초 보고는 1976년이었다. 아프리카 중앙부인 수단 남쪽 은자라라는 마을의 솜 공장에서 갑자기 환자가 발생했는데, 이 환자는 6월 27일에 발병해 7월 6일에 사망했다. 이후 7월에 7명이 발병해 3명이 사망, 8월에는 21명 발병에 14명이 사망하는 유행을 보였다. 갑자기 사람들이 처참하게 죽어 가자 인구 2만 명의 이 마을에서는 큰 소동이 일어났다.

당시에는 이 병에 관해서 아무런 정보도 없었기 때문에, 세계 보건 기구(World Health Organization, WHO)를 비롯한 여러 기관에서 전문가를 파견해 조사를 시작했지만 원인이 되는 바이러스를 발견할 수 없었다. 바이러스는 같은 해 콩고 민주 공화국 북쪽 얌부쿠 마을에서 또 다른 유행이 발생했을 때에야 분리되었다. 이 바이러스를 처음 분리한 미국 질병 통제 센터(CDC) 연구진은 콩고의 에볼라 강 유역 출신 환자로부터 처음으로 분리된 이 바이러스에 에볼라 바이러스라는 이름을 붙였다.[1]

이 유행이 그럭저럭 수습되자 사람들은 이 병을 아프리카 일부 지역의 풍토병이라고 생각하고 잊어버렸다. 그러나 20년이 지난 1995년, 콩고에서 다시 환자가 발생했다. 최초의 감염자는 열대 우림의 숯장이였는데 1995년 1월에 발병해 사망했다. 이 사례는 4월까지는 크게 알려지지 않고 몇몇 사람 사이에서 유행하다가, 키퀴트라는 도시의 두 병원에서 갑자기 환자가 대량 발생했다. 이때까지만 해도 아무도 이 병이 에볼라 출혈열임을 몰랐는데 세계 보건 기구에서 파견된 의료진이 환자 14명분의 샘플을 CDC에 보낸 후에야 비로소 이 바이러스가 에볼라임이 확인되었다.[2] 2000년에는 우간다 북부의 굴루라는 도시에서 유행이 있었지만, 이때까지만 해도 에볼라 출혈열은 아프리카 중앙부에서만 가끔 유행하며 대개 사망자가 200명 이하인 풍토병으로 알려져 있었다.

그런데 이 바이러스가 유명해지는 사건이 미국에서 있었다. 1989년 필리핀에서 연구용으로 수입한 원숭이에서 에볼라 바이러스가 발견된 것이었다. 발견 장소가 워싱턴 D. C. 부근인 버지니아주 레스턴 지역의 영장류 검역 시설이었기에 미국 육군 전염병 연구소(United States Army Medical Research Institute of Infectious Diseases, USAMRIID)가 출동해서 검역실을 봉쇄하고 바이러스를 박멸하는 비밀 작전을 펼쳤다. 이 병을 아프리카 풍토병이라고 생각했던 미국 사람들은 상당히 충격을 받았다. 당시 원숭이뿐만 아니라 사육사 6명도 감염이 확인되었으나 다행히 아무도 발병하지 않았다. 바이러스의 구조나 생물학적 특징이 거의 같은데도 무슨 이유인지 독성이 아프리카 에볼라 바이러스와 달리 약했던 것 같다.[3]

그런데 2014년 초에 시작된 에볼라 유행은 지금까지와는 사뭇 다른 양상을 보였다. 우선은 중앙아프리카가 아닌 서아프리카가 주 무대이고, 시골 마을이 아니라 도시 지역이라는 점, 사망자가 이미 약 5,000명을 넘었다는 점 등이었다. 유행이 예전보다 훨씬 커진 이유로

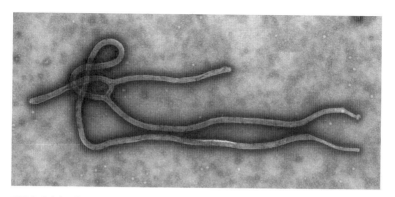
에볼라 바이러스의 전자 현미경 사진.

는 우선 교통 발달로 환자의 이동 범위가 예전보다 확대되었다는 점을 들 수 있었다.⁴⁾ 다른 이유로는 아프리카의 장례 풍습이 꼽혔다. 서아프리카에서는 장례식에서 죽은 사람의 몸을 만지며 이별을 하는 풍습이 있는데 여기서 감염이 되는 것이었다. 또 빈민가에서는 환자가 발생했다가는 보건 당국이 들이닥쳐 집을 통째로 헐어 버리기 때문에 환자를 숨기고 보고하지 않는 일도 있었다.

　　선진국에서 이런 병이 예전부터 유행했다면 아마도 이미 백신이나 치료제가 개발되었을 가능성이 크다. 그러나 아프리카의 빈곤 지역에서 가끔 유행하는 병을 위해 막대한 자금을 투자할 제약 회사는 없을 것이다. 2014년의 유행에 실험 중인 치료약 지맵(ZMapp)을 투입한 벤처 회사 맵 바이오 제약에 연구비를 댄 기관도 미국 국방부였다. 혹시 이런 바이러스가 세균전 무기로 쓰일지도 모르니 그런 비상 사태에 대응하기 위해서였다. 그런데 아직 효과가 검증되지 않은 이 약마저도 양이 얼마 되지 않고 서아프리카의 의료진 부족 역시 심각한 수준이어서 에볼라 바이러스 유행은 앞으로도 더 많은 희생자를 내리라 예상된다.

15장

전염병과 함께
살아가는 법

신종 코로나바이러스 감염증

2019년 12월 한 달 동안 중국 중동부 후베이 성의 우한 시에서는 원인 미상의 폐렴이 급속도로 퍼졌다. 연구자들은 이 폐렴이 지금과는 다른, 새로운 종류의 바이러스 때문이라는 결론을 내렸다. 온갖 야생 동물을 취급하던 우한 시내의 화난 수산 도매시장이 사실상의 진원지로 나타나자, 이 바이러스가 동물에서 시작되었다는 추측이 힘을 얻어 갔다. 2020년 3월 11일, 마침내 세계 보건 기구(WHO)에서 코로나19(COVID-19)라고 명명된 이 신종 감염증이 현재 세계적 범유행, 즉 판데믹(pandemic) 단계에 들어섰다고 선언했다. 많은 나라가 도시 봉쇄, 국경 봉쇄 등의 고육지책을 동원하며 하루가 다르게 증가하는 감염자와 사망자를 줄이려 안간힘을 쓰는 모양새다.

전자 현미경으로 관찰하면 왕관을 위에서 보았을 때의 모양이

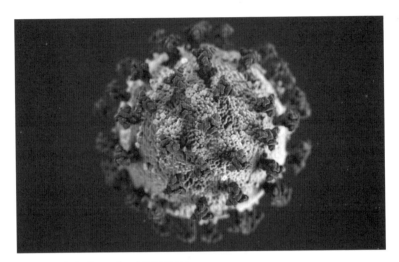

CDC에서 그려 배포한 코로나19 바이러스의 모습.

어서 코로나(corona, 라틴 어로 왕관)라는 이름이 붙은 이 바이러스는 동물에게서 사람, 혹은 사람에게서 동물로 전이되는 이종 간 전염이 가능하며 때로는 치명적일 수 있다. 실제로 코로나 바이러스에 속하는 2012년 중동 호흡기 증후군(Middle East Respiratory Syndrome, MERS)는 낙타로부터, 2002년과 2003년 사이 중국 남부와 홍콩에서 유행했던 중증 급성 호흡기 증후군은 박쥐로부터 직접, 혹은 중간 숙주인 사향고양이를 거쳐 인간에게 전염된 것으로 추측된다. 코로나19도 박쥐와 관련 있을 것이라는 설이 유력하지만, 정확히 어떤 동물인지는 아직 모르는 상태이다.[1]

　이 병의 전염 경로는 아직 완전히 파악되지는 않았지만, 일반적으로는 1~2미터 이내의 기침이나 재채기, 대화 등 밀접 접촉 시에 생성되는 체액 비말로 전파된다고 한다.[2] 이 바이러스는 물체 표면에서 수일간 생존해 환자의 체액에 오염된 물건을 만져도 전염 가능하며 증상은 발열, 무기력, 마른기침 등 감기와 비슷하나 합병증으로 폐렴이나 급성 호흡 부전을 초래하기도 한다. 코로나19는 사스나 메르스보다 치사율이 낮아 감염자 중 15~20퍼센트 정도만이 입원 치료를 필요로 한다고 알려져 있다. 그러나 문제는 이 바이러스가 1918년의 스페인 독감처럼 전파력이 매우 강한 편이고 무증상 상태였던 환자가 갑자기 악화되어 사망할 수 있다는 데 있다.

초기에 쉬쉬하면서 문제를 덮어 보려던 중국은 확진자가 급증하자 2020년 1월 23일 인구 1100만의 우한 시를 물리적으로 봉쇄하는 강력한 방역 대책을 실행에 옮겼으나 때는 이미 시민 수백만 명이 도시를 빠져나간 다음이었다.[3], [4] 바이러스는 1월 24일부터 시작된 중국의 춘절 연휴에 편승해 세계 도처의 중국인 밀집 지역으로 퍼져나갔고 가장 큰 피해를 입은 곳은 중국인 이주 노동자가 많이 사는 이탈리아 북부 지역이었다. 중국과 교류가 활발하며 밀접 접촉이 불가피한 이슬람 예배를 드리는 이란도 정부 고위층 인사가 감염되는 등 상당한 피해를 입었다. 스페인은 2월에 이탈리아 밀라노에서 열린 클럽 대항 축구 경기를 참관한 3,000여 명의 응원단이 마드리드로 돌아오면서 비싼 대가를 치렀고, 북유럽은 오스트리아 티롤 지방의 작은 스키 리조트[5]에서 휴가를 즐기다 감염되어 귀국한 사람들이 퍼트린 바이러스로 몸살을 앓았다. 대도시 뉴욕을 필두로 코로나19의 중심지로 부상하면서 100만 명이 넘게 감염되는 가장 큰 피해를 입은 미국에서는 군대를 동원하고 의과 대학 학생들을 소집하는 등 1918년과 비슷한 비상 조치들을 취했다.[6] 2020년 4월 현재 전 세계의 확인된 감염자 수는 200만 명을 넘었고 사망자도 20만 명에 육박하고 있다.

이렇게 전 세계를 강타한 코로나19는 앞으로의 전망도 그리 밝지만은 않다. 많은 나라가 사회적 거리 두기(social distancing)를 강조하며 시민의 외출을 제한하고 있지만, 이는 환자가 폭발적으로 증가해 의료 체계가 붕괴하는 것을 막기 위한 방편에 불과하다. 현재로서는 이 감염증을 예방하거나 치료할 방법이 없기 때문이다.

의학사를 뒤돌아보면 바이러스성 질병의 치료제를 구할 수 없었던 의학자들은 예방에 주력할 수밖에 없었다. 그중 대표적인 수단이 백신인데 문제는 백신 개발에는 그 효과와 부작용 여부를 인간 대상으로 검증하기 위해 최소한의 시간이 필요하다는 점이다. 미국 당국자들은 이번 코로나19의 백신을 만드는 데 최소 1년에서 1년 6개월 정도의 시간이 걸릴 것으로 예측한다. 다분히 희망적인 이러한 예측이 맞는다고 하더라도, 당분간은 현재와 같은 상황이 지속된다고 보아야 할 것이다.[7]

백신이 적극적 예방 방법이라고 한다면, 집단 면역이 생기기를 기다리는 수동적인 방법도 있다. 인구의 일정 부분이 면역력을 가지게 된 결과 집단 전체가 바이러스에 대한 저항력을 갖추게 되는 경향을 집단 면역이라고 부르는데 이 집단 면역이 작동하기 위해서는 인구의 약 60퍼센트에서 70퍼센트가 일단 감염되어 항체를 형성해야 한다. 1918년보다 미미하다고는 하지만 다대한 희생을 치른 후 집단 면역이 형성되는 것이 먼저일지 아니면, 효과 있는 백신 개발이 먼저일지 인류의 집단 지성이 시험받고 있다.

2부
무서운
사람들

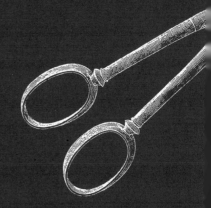

생전부터 해부를 두려워한 그는 자기가 죽으면 관을 납으로 봉해 깊은
바닷속에 던져 달라는 유언을 남겼는데 그의 이런 근심은 기우가
아니었다. 실제로 이 시기에는 사람의 시체로 표본을 만드는 일이
유행했다. 묘지에서는 표본용 시체를 훔쳐 내는 사건이 가끔 벌어졌으며
거인이나 난쟁이같이 특이한 체형의 시체는 부르는 게 값일 정도였다.

─「죽은 뒤에도 구경거리」에서

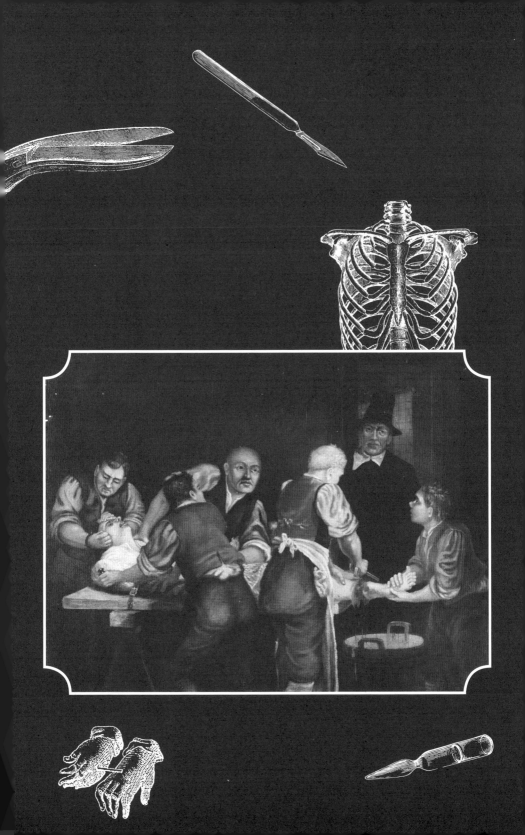

16장

명의가 살 수 없는 세상

편작창공열전

『사기(史記)』의 열전 중 한 편인 「편작창공열전(扁鵲倉公列傳)」은 편작(扁鵲, 기원전401~310년)과 창공(倉公, 기원전 205~150년)이라는 뛰어난 의원의 운명을 선비들의 그것에 비유한 기록이지만, 의학의 역사를 공부하는 사람에게는 당시 중국 의학을 단편적으로나마 엿볼 수 있게 하는 귀중한 글이다.

진월인(秦越人)이 젊어서 여관에서 지배인으로 일하던 중 가끔 이 여관에 머무는 장상군(長桑君)이라는 사람이 있었다. 여관을 드나든 지 열흘쯤 되었을 때 진월인의 환대가 마음에 든 장상군이 비법이 적힌 의술서를 물려주며 "이 약을 땅에 떨어지지 않은 물에 타서 마신 뒤 30일이 지나면 반드시 사물을 꿰뚫어 볼 수 있게 될 것이오."라고 말했다. 약을 먹은 지

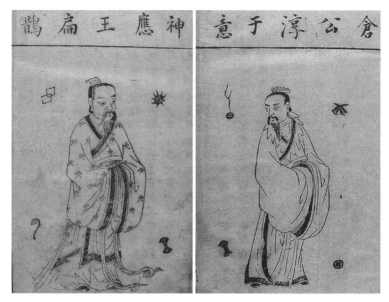

편작(왼쪽)과 창공(오른쪽)의 초상화.

30일이 지나자 아니나 다를까 담 너머 숨어 있는 사람이 보이기 시작했다. 이 능력으로 환자의 오장 속 질병의 뿌리가 훤히 보였으므로 겉으로는 맥을 짚어 보는 척만 했다. 너무도 병을 잘 고쳤으므로 초나라 사람들이 그에게 황제(黃帝) 시대의 전설적인 명의 편작의 이름을 붙여 주었다.

부인을 귀하게 여기는 곳에서는 부인과를, 노인을 공경하는 곳에서는 노인과를, 아이를 중히 여기는 곳에서는 소아과를 전문으로 하며 각지를 떠돌았다고 하니, 후일 의성(醫聖)으로 추앙받게 되는 편작 진월인이라고 하더라도 의업을 유지하기가 쉽지 않았던 것 같다.

무서운 의학사

그는 치유가 불가능한 환자는 진찰을 기피하기도 했지만, 가는 나라마다 공경대부의 병을 진찰해 명성을 얻었다. 진나라 왕실의 태의령(太醫令)이던 이혜(李醯)가 높아져만 가는 진월인의 평판에 위협을 느낀 나머지 자객을 보내 그를 살해했을 정도였다.

태창공(太倉公) 순우의(淳于意)는 젊어서부터 의술을 좋아해 사방으로 스승을 찾던 중 양경(陽慶)이라는 사람에게 사사(師事)하게 되었다. 양경은 순우의에게 그동안의 모든 의학 지식을 버리라고 한 다음 자신의 비법과 함께 황제와 편작의 의서를 전수해 주었다. 순우의는 이 비서(秘書)를 3년간 공부하고 명성이 높아지자 (편작처럼 시기를 받아 죽게 될까 두려워) 은둔하면서, 사람에 따라서는 (환자라고 하더라도) 치료해 주지 않았으므로, 많은 이의 원망을 샀다. 끝내 관부(官府)에 고발되어 형을 받게 되었으나 다행히 딸이 황상에게 올린 탄원이 받아들여져 가까스로 무사할 수 있었다.

태창공은 진월인과는 대조적으로 주로 제나라 안에서만 활동했고, 그나마 명성을 얻자마자 의업에서 은퇴했다. 본문의 행간을 음미해 보면 당시 사람이 지불한 진료비는 의업으로만 생계를 꾸려 나가기가 쉽지 않을 정도로 약소했으며, 아무리 명의라도 진료를 기피한다고 고발을 당하면 속수무책으로 신체 일부를 절단당하는 형에 처해질 지경에 이를 정도로 의원의 사회적 지위가 낮았음을 알 수 있다.

마지막으로 이 두 명의의 삶에 대한 사마천(司馬遷, 기원전 145?~86?년)의 언급을 보자. "여자는 아름답든 못생겼든 간에 궁궐 안에 있기만 하면 질투를 받고, 선비는 어질든 어리석든 간에 조정에 들어가기만 하면 의심을 받는다. 그래서 편작은 뛰어난 의술 때문에 화를 입었고, 창공은 자취를 감추고 숨어 살았지만 형벌을 받은 것이다. 그래서 노자(老子)도 '아름답고 좋은 것은 상서롭지 못한 그릇이다.'라고 했다."[1]

17장

황제의 호기심 천국

프리드리히 2세의 의학 실험

프리드리히 2세(Friedrich II, 1194~1250년)는 독일 왕 하인리히 6세 (Heinrich VI, 1165~1197년)의 아들로 시칠리아 왕에서 후일 신성 로마 제국 황제까지 올랐던 인물이다. 그는 어머니 쿠스탄차 디 시칠리아 (Custanza di Sicilia, 1154~1198년)가 당시로서는 너무 고령이라 아이를 낳지 못할 것이라는 국민의 의심을 피하고자 나이 마흔에 일부러 중 인환시리에 출산했다는, 태어날 때부터 특이한 이력의 소유자였다.

사람들은 그를 '세계의 경이'라고 불렀는데, 이는 권위에 맹종 하지 않는 그의 고집과 지식에 대한 끊임없는 갈증을 빗댄 별명이었 다. 유럽 수학에 처음 영(0) 개념을 도입하고 새에 관한 논문을 쓰기 도 했던 그는, 논리적으로 설명할 수 없는 것은 절대로 납득하지 않아 주위 사람을 곤란하게 하는 왕이었다. 일례로, 그는 강한 자가 싸움에

승리함이 당연한데 그것으로 유죄냐 무죄냐를 가림은 이치에 맞지 않는다며 결투 재판을 금지했다.

의학에도 관심이 많았던 그는 의문이 생길 때마다 실험으로 진실을 밝히려고 애썼다. 어느 날, 왕은 식사한 후에 쉬는 것과 운동을 하는 것 중 어느 쪽이 소화가 빠를지가 궁금해졌다. 그는 감옥에서 2명의 죄수를 불러내어 한 상 가득 차린 음식을 먹이고 한 명은 잠을 자도록, 다른 한 명은 뛰어다니며 사냥을 하도록 지시했다. 몇 시간 후 그는 두 사람을 다시 궁전으로 불러, 배를 갈라 내용물을 직접 살펴보았다. 그 결과 잠을 잤던 사람이 음식을 더 빨리 소화시킨 것으로 밝혀졌다고 한다.

한 번은 왕궁에서 어느 나라 말이 인간의 원초적인 언어인가에 관한 논쟁이 벌어졌다. (이들은 언어가 자연 발생적으로 나타난다고 믿었던 모양이다.) 논리를 즐기는 왕과 신하들은 격론 끝에 히브리 어, 그리스 어, 라틴 어 등을 후보에 올리고 내기를 하기로 했다. 왕은 내기의 해답을 얻기 위해 단순하고도 기묘한 실험을 생각해 냈다. 여러 명의 갓난아기를 모아 각각 독방에서 키운 것이나. 아이들에게는 매일 최고급 식사, 새 이불, 청결한 옷이 지급되었다. 아기를 돌보는 사람은 한마디도 말을 하지 말아야 했고, 아무도 아기들과 같이 자거나, 놀거나, 안아 주지 않도록 엄중한 지시를 받았다. 다수의 아기가 커서 자연스럽게 구사하는 언어가 바로 인간의 원초적인 언어라고 생각했던 것이다.

그러나 이 내기에서 이긴 사람은 없었다. 살아남은 아기가 한 명도 없었기 때문이었다. 한 역사가는 이 사건을 "왕의 노력은 헛수고로 끝났다. 아기들은 어른이 놀아 주거나 정답게 말을 걸어 주지 않으면 살 수가 없는 모양이다."라고 기술했다. 800년 전에 이루어졌던 이 무시무시한 실험은 현대 정신 의학자가 '모성 박탈 증후군'이라는 병을 설명할 때 자주 인용하는 기록이기도 하다.

그런데 이렇게 의학 실험을 즐기던 프리드리히 2세는, 의학적 업적으로서가 아니라 의약 분업을 법제화한 인물로 의학사에 남아 있다. 그가 역사상 최초로 의약 분업을 법으로 정한 것은 1231년이었다. '살레르노 칙령(Edict of Salerno)'이라고도 불리는 이 법은 의사가 약사를 겸하는 것을 금지하고 다양한 치료법과 처방약의 가격을 정해 놓았다. 당시 돌팔이 의사들이 멀쩡한 사람에게 애매한 병명을 붙인 다음 백해무익한 약물을 비싼 값에 마구 팔았기 때문이다. 이 법은 이후 유럽의 약제 업무를 규정하는 기본 틀로 받아들여져 그 전통이 오늘날까지 계승되고 있다.

18장

평등한 죽음을 위해

사형법의 변천사

인류 역사상 가장 많이 쓰인 사형 방법은 목을 베는 참수형이었다. 도구로는 검, 도끼, 작두 등 다양한 흉기가 사용되었다. 그러나 이 방법에는 처형의 성패가 사형 집행인의 힘과 기술에 좌우된다는 문제가 있었다. 18세기 유럽에서 벌어진 어느 처형 장면의 기록을 한번 살펴보자.

사형 집행인의 첫 일격에 잘라진 것은 사형수의 귀와 볼뿐이었다. 공포감에 미친 말처럼 날뛰는 죄인을 억지로 눌러 놓고 내리친 두 번째 칼은 목뼈 부위에서 멈추고 말았다. 결국 다시 한번 칼질을 하고서야 겨우 목이 떨어졌다.

단칼에 목을 베는 장치를 왜 개발했는지 이해될 법도 하다. 어쨌든 서양에서는 중세에 떨어지는 칼 자체의 무게로 목을 베도록 고안된 장치가, 16세기에는 나무로 된 틀 속에서 칼날이 낙하하도록 설계된 장치가 완성되어 있었다. 이탈리아에서는 이 장치를 '만나이아(Mannaia)'라고 불렀으며, 이 장치의 영국식 개량품인 '핼리팩스 지빗(Halifax Gibbet)'은 16, 17세기에 사용되고 있었다.

이러한 장치를 복원하고 개선해 후일 기요틴이라고 불리게 되는 탁월한 단두대를 개발한 사람이 프랑스의 의사 조제프이냐스 기요틴(Joseph-Ignace Guillotin, 1738~1814년) 박사였다. 파리 의과 대학의 해부·생리·병리학 교수였던 그는 죄수는 계급과 관계없이 평등한 대우를 받아야 하며 사형수의 경우에는 처형 방법까지 같아야 한다고 주장한 정치가이기도 했다. 프랑스 혁명이 일어난 1789년, 그는 최소한의 고통을 동반하는 인도주의적 형 집행과 인민의 평등한 죽음을 위해 효율적 처형 기계의 필요성을 강조하는 보고서를 혁명 정부의 국민 의회에 제출했다.

국민 의회의 승인을 얻은 새 장치의 특징은 칼날을 45도 경사지게 장착한 점이었다. 척추라는 단단한 조직과 치밀하게 얽혀 있는 근육이나 인대를 단숨에 절단하려면 칼날이 미끄러지면서 떨어질 필요가 있었던 것이다. 기계의 설계는 역시 의사였던 앙투안 루이(Antoine Louis, 1723~1792년) 박사가 맡았고, 독일의 피아노 제조 기술자 토비아스 슈미트(Tobias Schmidt)가 제작을 담당했다. (그러므로 기요틴의 진짜 발명자는 루이 박사라고 주장하는 학자도 있다.)

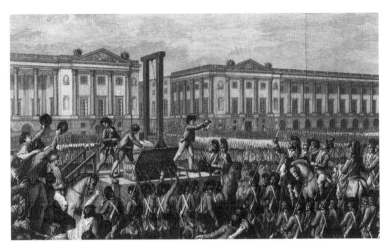

1792년 9월 21일, 파리 콩코르드 광장에서 루이 16세는 샤를앙리 상송에게 기요틴으로 참수형을 당한다.

여러 번의 실험을 거쳐 성능을 확인한 후인 1792년 4월 25일, 기요틴을 사용한 첫 번째 사형이 집행되었다. 최초의 희생자는 니콜라 자크 펠레티에(Nicolas Jacques Pelletier, 1756~1792년)라는 강도였다. 새로운 처형 기계를 보려고 구름같이 모여들었던 군중은 단 몇 초 만에 처형이 끝나자 실망한 표정으로 돌아갔다. 신속 정확한 성능을 인정받은 기요틴은 이후 1977년까지 약 180년간 쓰였으며, 프랑스 혁명 당시 사형 집행인으로 유명했던 샤를앙리 상송(Charles-Henri Sanson, 1739~1806년)은 이 장치로 불과 13분 동안 12명의 목을 자르는 기록을 남기기도 했다.

여담이지만, 기요틴 박사는 이 장치에 자신의 이름을 붙이는 것에 끝까지 반대했다고 한다. 또 세간에는 박사가 자신이 발명한 장치로 처형되었다는 야사가 떠돌고 있으나, 기록에는 1814년 등에 생긴 종기가 악화되어 75세를 일기로 병사한 것으로 나와 있다.

19장

죽은 뒤에도 구경거리

골격 표본이 된 거인

런던의 왕립 외과 학교 박물관에는 키가 231센티미터인 거인의 골격 표본이 있다. 이 표본의 주인은 키가 254센티미터(또는 243센티미터)로 알려졌던 아일랜드 출신의 찰스 번(Charles Byrne, 1761~1783년), 일명 오브라이언(O'Brien)으로 1782년 4월 런던에 나타난 명물 연예인이었다. 당시 런던의 헤이 마켓 극장에서는 그의 이름을 건 「할리퀸 티그 또는 거인의 길(Harlequin Teague or Giant's Causeway)」이라는 무언극이 거의 한 달 동안 절찬리에 공연될 정도였지만, 그의 삶은 매우 짧았다. 타고난 키를 밑천으로 상경하자마자 부와 명성을 얻었지만, 성공에 취해 알코올 중독이 되었고, 어느 날 술집에서 거의 전 재산이 든 지갑을 소매치기당하고 실의에 빠져 죽고 말았기 때문이다.

그가 사후에 의학에 공헌하게 된 것은 자신의 의지와 무관한

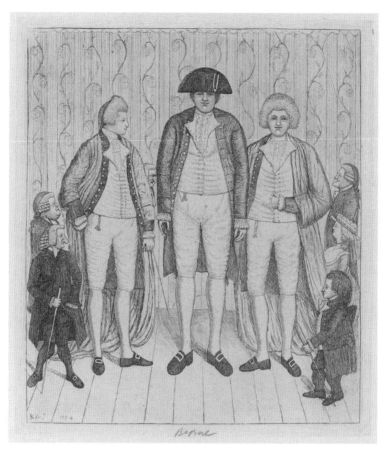

1784년 캐리커처 작가 존 케이(John kay, 1742~1826년)가 판화로 그린 찰스 번.

일이었다. 생전부터 해부를 두려워한 그는 자기가 죽으면 관을 납으로 봉해 깊은 바닷속에 던져 달라는 유언을 남겼는데 그의 이런 근심은 기우가 아니었다. 실제로 이 시기에는 사람의 시체로 표본을 만드는 일이 유행했다. 묘지에서는 표본용 시체를 훔쳐 내는 사건이 가끔 벌어졌으며 거인이나 난쟁이같이 특이한 체형의 시체는 부르는 게 값일 정도였다.

번이 사망한 직후부터 많은 의사가 그의 집 부근에 몰려들었고, 밤중에 몰래 시체를 파내려고 교회 묘지에 잠입하는 사람도 있었다. 시체에 800파운드를 지불하겠다는 의사도 나타났다. 그러나 장례식은 그의 유언에 따라 수장으로 치러졌다. 신문 기사에 따르면 "배에 실린 시체는 잉글랜드의 바닷가 마을 마게이트까지 운반되어 수심 40미터 되는 바다에 던져졌다……. 시체를 얻으려는 사람들은 물속까지 쫓아왔는데 이들은 모두 잠수용 기구를 장만해 바다 밑에 가라앉은 관을 열고 시체를 끌어올릴 계획을 세우고 있었다."

따라서 장례가 끝난 뒤에도 당분간 시체의 행방을 둘러싸고 근거 없는 낭설이 떠돌았다. 어떤 신문은 "이날의 장례식은 위장이었으며, 눈속임에 불과했다는 확실한 근거를 가지고 있다."라고 주장해 독자의 궁금증을 부채질하기도 했다. 그러나 이런 소동도 세월과 함께 잊혀 갔다.

그의 이름이 다시 세간에 떠오른 것은 수십 년 후 거대한 골격 표본과 함께였다. 후일 영국의 외과학을 과학으로 만들었다는 평판을 듣는 의사이자 해부학자였던 존 헌터(John Hunter, 1728~1793년) 박사가 500파운드(800파운드라는 설도 있다.)의 거금을 들여 거인의 시체를 빼돌렸던 것이다. 기록에 따르면 배를 타기 전 인부들이 관을 헛간에 놓아두고 술을 마시는 동안 헌터의 하수인이 재빨리 시체를 꺼내고 같은 무게만큼 돌을 집어넣었다고 하는데, 이들은 대기시켜 놓았던 마차로 헌터의 저택으로 직행해 밤새 표본을 만들었다고 한다.

헌터의 사후인 1799년 영국 정부는 그가 수집한 표본을 구입해 왕립 외과 학교에 관리를 맡겼다. 이 학교 박물관에 비치된 약 1만 5000개의 표본은 비교 해부학, 병리학, 골학 및 인류학 분야에서 세계 최고의 수준을 자랑하고 있다.

20장

시체는 돈이 된다

스코틀랜드 연쇄 살인 사건

시체 훼손을 금기시하는 가톨릭의 전통이 중세 유럽을 지배하자 의학 교육이나 연구를 위한 해부용 시체 구하기가 하늘의 별 따기만큼이나 어려워졌다. '해부학의 아버지' 안드레아스 베살리우스(Andreas Vesalius, 1514~1564년)는 뢰번[1]에서 쇠사슬에 묶인 채 죽은 죄수의 신선한 시체를 얻는 행운이 따랐기에 연구를 지속할 수 있었다. 그가 후일 이탈리아 파도바 대학교에서 연구에 열중할 수 있었던 것 역시 범죄자에게 사형 선고를 남발해 충분한 시체를 공급해 준 엄격한 재판관의 공이 컸다고 한다.

16세기 들어 의과 대학의 시체 해부가 빈번해지고 대중이 해부를 의학 교육에 필수 불가결한 작업으로 인식하게 되자 교황청도 인체 해부를 허락했다. 대학에 해부용 시체가 입수되면 교황청의 공식 허가서가 낭독되고, 대학의 문장을 새긴 도장을 시체에 찍은 다음, 해부실로 옮겨 (머리뼈를 여는 것은 금기였으므로) 머리를 절단하는 것이 당시의 관례였다. 해부를 시행하기 전에는 악대가 연주나 연극을 한바탕 벌이는 것이 보통이었는데, 이런 행사를 위한 강의실(해부 극장)이 이탈리아 파도바(1549년), 프랑스 몽펠리에(1551년), 스위스 바젤(1588년)까지 많은 대학교에 속속 생겨났다. 영국에서는 1540년 헨리 8세(Henry VIII, 1491~1547년)가 매년 사형수의 시체 두 구를 외과 의사가 해부용으로 쓸 수 있도록 하는 법을 만들었고, 엘리자베스 1세(Elizabeth I, 1533~1603년) 여왕은 1564년 학생 교육을 위해 두 구의 시체를 케임브리지 대학교의 존 카이우스(John Caius, 1510~1573년) 교수에게 하사하기도 했다.

19세기 초 세계 의학을 선도하던 프랑스 임상 의학파의 영향으로 병리 해부학이 의학 교육의 기본 과정으로 정착되자, 영국의 해부 교육용 시체 수요가 급격히 늘어났고 공급은 이를 따르지 못했다. 교육용 시체에 관한 규정이 없던 영국에서는 묘지에서 시체를 훔치거나 살인을 한 다음 시체를 팔아넘기는 일이 발생하기 시작했다. 스코틀랜드에서 해부용 시체를 둘러싼 엽기적 사건이 일어난 것은 이 시기의 일이었다.

1827년 11월 29일 에든버러에서 하숙집을 경영하던 윌리엄 헤어(William Hare, 1792~?년)는 자기에게 4파운드의 빚을 진 채 숨을 거둔 노인의 시체를 당시 영국 최고의 해부학자로 이름을 날리던 로버트 녹스(Robert Knox, 1791~1862년)에게 7파운드 10실링을 받고 팔

ANATOMY AND Physiology.

DR KNOX, F.R.S.E. *(Successor to DR BARCLAY, Fellow of the Royal College of Surgeons and Conservator of its Museum,)* will commence his ANNUAL COURSE of LECTURES on the ANATOMY and PHYSIOLOGY of the Human Body, on Tuesday, the 4th November, at Eleven A. M. His Evening COURSE of LECTURES, on the same Subject, will commence on the 11th November, at Six P. M.

Each of these Courses will as usual comprise a full Demonstration on fresh Anatomical Subjects, of the Structure of the Human Body, and a History of the Uses of its various Parts; and the Organs and Structures generally, will be described with a constant reference to Practical Medicine and Surgery.

FEE for the First Course, £3, 5s.; Second Course, £2, 4s.; Perpetual, £5, 9s.

N. B.—These Courses of Lectures qualify for Examination before the various Colleges and Boards.

PRACTICAL ANATOMY AND OPERATIVE SURGERY.

DR KNOX'S ROOMS for PRACTICAL ANATOMY AND OPERATIVE SURGERY, will open on Monday, the 6th of October, and continue open until the End of July 1829.

Two DEMONSTRATIONS will be delivered daily to the Gentlemen attending the Rooms for PRACTICAL ANATOMY. These Demonstrations will be arranged so as to comprise complete Courses of the DESCRIPTIVE ANATOMY of the Human Body, with its application to PATHOLOGY and OPERATIVE SURGERY. The Dissections and Operations will be under the immediate superintendance of DR KNOX. Arrangements have been made to secure as usual an ample supply of Anatomical Subjects.

FEE for the First Course, £3, 5s.; Second Course, £2, 4s.; Perpetual, £5, 9s.

N. B.—An Additional Fee of Three Guineas includes Subjects.

*** *Certificates of Attendance on these Courses qualify for Examination before the Royal Colleges of Surgeons, the Army and Navy Medical Boards, &c.*

EDINBURGH, 10. SURGEONS' SQUARE, 25th September 1828

1828년 녹스의 해부학 교실 전단지.

아치웠다. 과외로 생긴 목돈에 재미를 붙인 그는 자기 집에 하숙하고 있던 건달 윌리엄 버크(William Burke, 여기에서 '남모르게 제거하다.', '몰래 질식사시키다.'라는 의미의 동사 burke가 유래했다.)와 함께 아예 시체를 생산(?)하는 사업을 시작했다. 이들은 기회만 있으면 살인을 저질러 1828년 11월 2일 체포될 때까지 (자백한 것만도) 16명을 죽여 그 시체를 녹스에게 팔았다. 업무도 분담해 생산은 버크가, 영업과 회계는 헤어가 담당했다.

수사 기록에 의하면 날씨가 더울 때에는 부패하기 쉬우므로 여름에 만든 시체는 제값을 못 받았다. 같은 시기의 시체라도 신선할수록 비싼 값에 팔렸는데, 녹스는 이들이 공급하는 시체의 신선도에만 정신이 팔렸던 탓에 어떻게 시체를 구했는지에 관해서는 안중에도 없었다고 주장했다. 1829년 1월 18일 오전, 버크는 2만 5000명의 군중이 지켜보는 가운데 ─ 교수대가 잘 보이는 건물의 창가 쪽 좌석에는 5실링에서 1파운드까지 웃돈이 붙었다. ─ 교수형에 처해졌다. 헤어는 버크의 범행을 증언해 준 대가로 처형을 면했다. 녹스는 무죄 판결을 받았으나 수강생이 줄어들어 실업자가 되고 말았다.

이 사건은 1832년 하원 의원 헨리 워버튼(Henry Warburton,

1784~1858년)이 '해부학 법(Anatomy Act 1832)'을 제정하는 동기가 되었다. 이후로 영국에서는 일정한 조건을 만족하는 모든 신원 미상의 시체는 법에 따라 대학으로 보내져 의학 발전에 기여하게 된다.

21장

자기 배에 칼을 댄 사람들

자가 수술

스스로 거울을 보며 부신을 절제하려다 피가 낭자한 채로 구급차에 실려 간 사람의 뉴스가 수십 년 전 신문에 난 적이 있다. 그 사람은 정신이 좀 이상했던 것 같지만, 의학사에는 주위에 외과 의사가 없었던 의사나 성격상 남을 믿지 못했던 의사들이 자신을 수술했다는 기록을 심심치 않게 찾아볼 수 있다. 그런데 고도의 집중력을 필요로 하는 수술을 앞두고 독한 위스키나 전신 마취제를 들이켜 정신을 흐리게 하겠다는 것은 감히 하기 힘든 시도다. 따라서 국소 마취가 개발되기 전까지 자가 수술이란 살을 찢는 고통을 온전히 감내해야 하는, 아무리 유능한 외과 의사더라도 지극히 괴로운 일이었음에 틀림없다.

의학의 역사상 가장 많이 이루어진 수술로는 단연 결석 제거술을 들 수 있는데, 그 이유는 결석이 격심한 고통을 유발하는 데다 환자의 수가 절대적으로 많았기 때문이었다. (어찌된 일인지 옛 서양 사람에게는 방광 결석이 많이 생겼다.) 회음부의 항문에서 고환 사이를 방광의 기저부까지 깊게 절개해 소변과 함께 결석이 빠져나올 수 있도록 구멍을 뚫어 주는 이 수술은 환자가 무릎을 구부린 채 다리를 넓게 벌리고 등을 대고 누운, 지금도 외과에서 '결석 절개 체위'라고 부르는 자세로 수술을 시행하는 것이 일반적이었다.

병이 이렇게 흔하다 보니 자기의 결석을 스스로 수술한 의사는 꽤 많이 기록되어 있다. 렘브란트 하르먼손 판 레인(Rembrandt Harmenszoon van Rijn, 1606~1669년)의 그림 「해부학 강의(The Anatomy Lecture of Dr. Nicolaes Tulp)」에 나오는 유명한 외과 의사 니콜라스 튈프(Nicolaes Tulp, 1953~1674년)와 프랑스 근위대의 외과 의사였던 말디니도 그런 의사였다. 말디니는 자신의 회음부를 절개한 후 쏟아진 소변 속에서 결석을 확인하고 삼베 실로 절개 부위를 봉합하자마자 단잠에 빠졌다고 한다. 결석으로 인한 고통에 비하면 절개의 통증은 미미했다는 이야기다.

자신의 결석을 스스로 제거한 영국 포목상의 이야기도 재미있다. 어렸을 때 우물에 빠지면서 철봉에 걸려 회음부에 깊은 상처를 입은 이 사람은 자신의 함몰된 상처 부위를 조금만 째서 결석을 꺼내면 될 것이라 생각했던 것 같다. 그러나 막상 절개해 보니 너무나 아파서 황급히 의사의 도움을 요청했다. 그런데 이 이야기를 듣고 놀라서 달려온 의사가 미처 챙겨 오지 못한 결석용 집게를 가지러 되돌아간 사이에 소변과 함께 결석이 쏟아져 나왔다. 바닥에 떨어져 두 조각이 난 이 돌

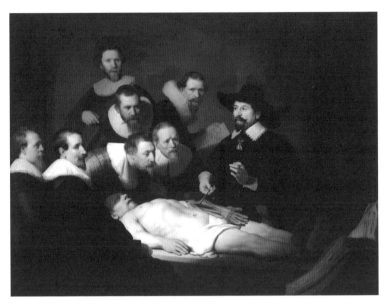

렘브란트의 그림에서 팔 근육을 설명하고 있는 니콜라스 튈프.

은 무게가 자그마치 410그램, 길이가 27센티미터에 달했다고 한다.

결석 이외에 다른 종류의 자가 수술 예로는 제왕 절개가 흔한 편이다. 《런던 의학 저널(*London Medical Journal*)》에 따르면 1785년 한 흑인 여성이 분만이 지연되자 통증을 참지 못해 자신의 하복부를 칼로 째 자궁을 열고 아이와 태반을 꺼냈다. 여인의 자궁과 배벽은 인근의 수의사가 봉합했다고 한다. 1830년의 《뉴욕 의학 저널(*New-York Medical Journal*)》에는 남편의 학대에 화가 난 산모가 자신의 배를 칼로 짼 사건이 실려 있다. 의사가 달려갔을 때 아이는 이미 죽은 뒤였고 산모는 핏속에 누워 있었다고 한다. 이 여인은 수술 후 수일 만에 사망했다.

1886년의 《밀라노 병원 신문》에는 미혼인 하녀가 임신 사실을 숨기다 산달이 다가오자 저녁 때쯤 부엌칼로 자신의 배를 열고 아이를 꺼내려고 시도한 증례가 보고되어 있다. 수술이 뜻대로 되지 않자 그녀는 태아의 팔, 머리 등을 닥치는 대로 절단해 적출했는데, 상처를 봉합하는 대신 붕대로 배를 꽁꽁 묶고 옷을 입은 후, 태아의 시체와 태반을 건초더미 속에 내다 버리고 가사를 돌보았다고 하니 놀라운 일이 아닐 수 없다. 더구나 그녀는 평소 자신의 임신 여부를 의심하던 동생에게 가서 월경이 있다는 증거로 피 묻은 옷을 보여 준 후 걸어서 돌아오다가, 수술 후 5시간 지나서 빈혈로 기절하고 말았다. 신고를 받고 불려온 의사는 상처 밖으로 창자가 대부분 삐져나온 것을 발견하고 기겁을 했지만, 치료를 받은 여인은 기적적으로 살아났다고 한다.

22장

"노벨상을 받아서
잡혀 왔습니다."

게르하르트 도마크와
나치 독일

1935년에 나치에 반대하는 평화주의자로 영어(囹圄)의 몸이었던 독일의 카를 폰 오시에츠키(Carl von Ossietzky, 1889~1938년)가 노벨 평화상 수상자로 선정되었다. 평화상은 다른 상과는 달리 스웨덴이 아니라 노르웨이에서 정하는데 아돌프 히틀러(Adolf Hitler, 1889~1945년)는 이 소식을 국민이 알지 못하게 하려고 언론을 통제했고 더 나아가 독일 국민이 노벨상을 받는 것을 금지했다. 결국 오시에츠키는 상을 받지 못한 채 1938년 수용소에서 결핵으로 사망하고 만다.

오시에츠키 사건 이후 노벨상 위원회는 독일인 수상자를 한 명도 선정하지 않았다. 그러다 1939년 독일 사람이 3명이나 선정되는데 그중 한 명이 설파제 발명으로 노벨 생리·의학상 수상자로 선정된 게르하르트 도마크(Gerhard Domagk, 1895~1964년)였다. 나머지 2명은 전해인 1938년에 화학상 수상자로 확정되었지만 발표가 늦어졌던 리하르트 쿤(Richard Kuhn, 1900~1967년), 그리고 1939년 화학상 수상자로 새로 선정된 아돌프 부테난트(Adolf Butenandt, 1903~1995년)였다. 당시 독일 화학의 높은 수준을 전 세계에 알리는 쾌거였다.[1]

　　도마크가 노벨상 이야기를 들은 것은 1939년 10월 26일 오후였는데 베를린에 주재하던 스웨덴 언론인 중 한 명이 전화로 축하 인사를 해서였다. 노벨상 위원회로부터의 정식 통보는 한밤중에 있었다. 독일 신문사로부터도 확인 전화가 왔다. 그러나 도마크는 마냥 기뻐할 수만은 없었다. 히틀러가 무슨 짓을 할지 걱정이 되었기 때문이었다.[2]

　　물론 도마크는 노벨상을 받고 싶었다. 존경하는 로베르트 코흐(Robert Koch, 1843~1910년)나 파울 에를리히(Paul Ehrlich, 1854~1915년) 같은 학자들이 받았던 그 상을 자신이 받는다고 생각하면 너무 기뻤다. 그런데 다행인지 불행인지 이해의 독일인 수상자 3명 중에서 가장 먼저 연락을 받은 사람이 도마크였다. 도마크는 노벨상 위원회로부터 들은 소식을 다음 날 직장인 바이엘 사의 수뇌부에만 알렸다. 소식을 접한 책임자들은 일단 이 사실을 비밀에 부치고 정세를 살펴보기로 했다.

　　그런데 며칠이 지나도록 독일의 신문에는 기사가 나오지 않았다. 1주일이 지나자 초조해진 도마크는 자신이 적을 두고 있던 뮌스터 대학교 총장에게 상황은 어떤지, 가능하면 상을 받을 수 있도록 좀 알아봐 달라고 편지를 보냈다. 총장은 정부 관리에게 생리·의학상은 평화상과 다르다며 도마크가 상을 받을 수 있도록 하자고 부탁을 했지만 대답이 없다고 회신을 보내왔다.

열흘쯤 지나자 전 세계 연구자로부터 수상을 축하한다는 편지가 오기 시작했다. 도마크도 가만있을 수 없어서 11월 3일에 노벨상 위원회 앞으로 감사 편지를 보냈다. 그런데 이 편지 때문에 도마크는 2주 후 게슈타포에게 체포되어 감옥에 갇혔다. 당시 다른 2명의 수상자는 노벨상 소식과 외무부로부터의 수상 금지 공문을 거의 동시에 받았고 며칠 뒤에 나치 친위대의 협박에 못 이겨 노벨상을 받지 않겠다는 편지에 서명했다.[3] 이 대가로 두 사람은 제2차 세계 대전 중 독일 과학계의 주요 직책을 맡게 되지만, 나치 당원도 아니었고 내심 나치를 반대했던 도마크는 금지된 노벨상을 받으려 했다는 죄로 고초를 겪은 것이었다. 죄명을 묻는 질문에 노벨상을 받게 되는 바람에 잡혀왔다고 대답한 그를 간수는 정신이 좀 이상한 사람이 아닌가 하는 표정으로 쳐다보았다고 한다. 도마크는 1주일 만에 겨우 석방되었지만, 이때부터 가슴조임증(협심증)에 고통 받게 되었다. 며칠 후 다시 비밀경찰에게 연행된 그는 노벨상 사퇴서에 서명할 수밖에 없었다.

때마침 제2차 세계 대전이 시작되자 1939년 노벨상 수상식은 중지되었다. 수상자 본인이 사퇴할 때는 상장이나 메달, 상금도 지급되지 않기 때문에 이들은(특히 도마크는) 명예는 물론 금전적으로도 큰 손해를 본 셈이었다. 거기다 어차피 받지도 못할 상이었지만 '프론토실(prontosil)의 항균 작용 발견'이라는 업적에 도마크가 혼자만 이름을 올렸기 때문에 공동 연구를 했던 화학자들이 소외감을 느꼈다. 즉 자

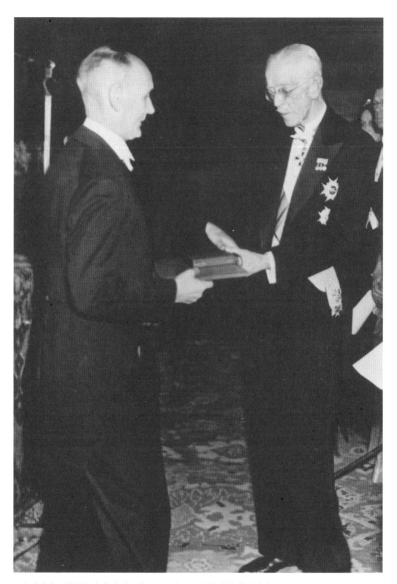

8년 뒤에야 노벨상을 받게 된 게르하르트 도마크(오른쪽)의 수상식 사진.

신들의 공을 독차지한 것처럼 느끼는 분위기 때문에 도마크는 직장에서도 가시방석에 앉은 신세가 되고 말았다.

결국 히틀러가 죽고 전쟁이 끝난 뒤인 1947년에야 도마크는 노벨상을 받을 수 있었다. 세월이 너무 흘러서 상금은 받지 못했지만, 수상 연설에서 그는 자신의 연구를 지원했던 바이엘 사 상사뿐만 아니라 프론토실을 합성한 화학자인 프리츠 미츠슈(Fritz Mietzsch, 1896~1958년), 요제프 클라러(Josef Klarer, 1898~1953년)의 공적도 언급하며 감사의 뜻을 표했다. 여담으로 그가 상을 받으러 스톡홀름으로 갈 때 패전 직후의 궁핍한 상황에서 예복을 구할 수가 없어서 약 20년 전 결혼식 때 입었던 낡은 연미복을 입고 상을 받았다고 한다. 그는 1964년에 사망했다.

23장

영웅은 어떻게
무녀지는가

노벨상과 파시즘

프랑스에서 태어난 알렉시스 카렐(Alexis Carrel, 1873~1944년)은 31세에 미국으로 이민 온 의사였다. 젊어서부터 의학 연구에 관심을 두었던 카렐은 신대륙에서 자신의 미래를 개척하기로 결심하고 1906년 뉴욕 록펠러 연구소로 자리를 옮겼다. 그는 여기에서 심장에서 뽑아낸 심장 근육 세포를 시험관 안에서 키우는 실험에 성공했고, 혈관에 상처를 주지 않으면서 혈관끼리 서로 연결하는 기술을 처음으로 개발하는 성과를 남겼다. 그는 이 '혈관 봉합술과 장기 및 혈관의 이식'에 관한 연구로 미국인이 미국에서 이룬 연구 업적으로는 최초로 노벨 생리·의학상을 받았다. 1912년 10월 13일 《뉴욕 타임스(New York Times)》는 1면의 머리기사로 이 사실을 크게 보도했다. "록펠러 연구소의 카렐 박사 노벨상 수상. 과감한 연구로 세계의 인정을 받다."[1]

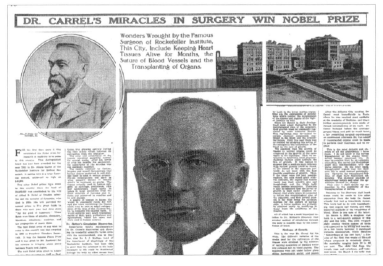

1912년 10월 13일의 《뉴욕 타임스》.

　　당시만 해도 혈관의 연결은 연결 부위에 생기는 혈전 때문에 내부가 막혀 실패하는 일이 다반사였다. '삼각 봉합법(Triangulation)'이라 불리는 그의 새 방법은 혈관을 될 수 있는 한 누르거나 으깨지 않고 조직의 층끼리, 즉 혈관의 끝과 끝이 바로 맞닿게 꿰매는 것이었다. 그는 또 직접 개발한 바늘귀에 실이 한 줄만 달린 가는 바늘실을 봉합에 사용해 다른 사람들이 실패했던 미세 혈관 연결 수술에서 놀랍도록 좋은 결과를 얻었다. 카렐은 또 고양이의 뒷다리를 넓적다리 부위에서 잘랐다가 다시 붙이는 역사적인 실험에 성공했는데, 이는 콩팥이나 심장을 비롯한 장기 이식 수술의 기술적인 어려움을 해결한 연구로서 충분히 상을 받을 가치가 있는 위대한 업적이었다.

　　어쨌거나 노벨상 수상 후 카렐은 단숨에 세계적 유명 인사가 되었다. 1914년 조국에 금의환향한 그는 수술 후 패혈증을 예방하는 연구에 매진했으나, 갈수록 심해지는 프랑스 의학계의 견제와 배척이 그를 괴롭혔다. 별수 없이 미국으로 다시 돌아온 카렐은 대서양 횡단 비행에 성공해 그처럼 갑자기 유명해진 찰스 린드버그(Charles Lindbergh, 1902~1974년)와 함께 체외에서 혈액을 순환시키는 펌프 연구에 몰두했다. 두 사람은 수년간 수백 가지 실험을 같이 시행했고 『장기의 배양(*The Culture of Organs*)』이라는 책을 공동으로 저술하기도 했다.

그러나 안타깝게도 카렐과 린드버그의 독립심, 명성, 지성은 한창 기세를 올리던 유럽의 파시즘에 이용당할 운명에 있었다. 카렐은 당시 많은 지식인에게 유행했던 우생학을 지지했고 유전적으로 우월한 인종이 늘어나야 인류 발전에 도움이 된다는 취지의 연설을 하기까지 했다. 린드버그 역시 히틀러의 초대를 받고 독일 공군을 찬양했으며 진주만 공격 이전까지 미국은 전쟁에서 중립을 지켜야 한다고 주장했다. 1939년 독일 점령하의 파리에 돌아가 비시 정부가 차려 준 연구소의 소장을 역임했던 카렐은 나치 협력자로 지목되어 비난받던 중인 1944년 가을 숨을 거두었다.

훌륭한 업적을 남긴 인물의 감춰진 실상이 때로는 우리 상상과 다를 때가 있지만, 카렐과 린드버그는 민주 사회에서 마음껏 자유를 누렸고 그 때문에 성공한 대중의 영웅이었다. 그들이 오히려 파시즘과 전체주의의 유혹에 자발적으로 호응했다는 사실은 어쩐지 우리를 쓸쓸하게 한다.

24장

"키를 머리통 길이만큼 줄여 주겠소."

스탈린과 의사들의 음모

정신 의학적으로 "새디스트이자 자기도취적 과대망상증으로 정상적인 대인 관계가 불가능했던 인물"로 평가되는 이오시프 스탈린(Joseph Stalin, 1878~1953년)은 심한 고혈압 환자이기도 했다. 1952년 73세였던 이 위험한 환자의 주치의는 블라디미르 뷔노그라도프(Vladimir Vinogradov, 1920~1986년) 교수였다. 교수는 (구)소련 의학 아카데미 회원으로 4개의 레닌 훈장과 1개의 노력 적기 훈장을 받았고, 6년 전 미하일 칼리닌(Mikhail Kalinin, 1875~1946년) (구)소련 최고 회의 상무회 의장의 사망 진단서에 서명한 러시아 의학계의 권위자였다. 11월 말 스탈린을 진찰한 교수는 지병인 고혈압이 매우 악화되었으므로 과중한 업무에서 떠나 휴양할 것을 권고했다. 은퇴하라는 말에 몹시 화가 난 스탈린은 노발대발하며 즉각 그를 주치의에서 해임해 버렸다.

얼마 후 스탈린은 크레믈린 진료소에 근무하는 여의사 리디야 티마슈크(Lidiya Timashuk, 1898~1983년)로부터 한 통의 편지를 받았다. 내용인즉 뷔노그라도프를 포함한 9명의 저명한 의사가 "의료에 의한 파괴 활동을 통해 소련 주요 공직자의 목숨을 노리고 있다."라는 것이었다. 스탈린은 즉시 이들을 체포할 것을 지시하고 세묜 이그나티예프(Semyon Ignatiev, 1904~1983년) 국가 보안부 장관을 불러 "만약 자백을 받아내지 못할 경우에는 당신의 키를 머리통 길이만큼 줄여 주겠다."라고 위협했다. 스탈린이 "의사들을 쇠사슬로 묶은 다음 사정없이 때리고 …… 절구에 빻아서 가루로 만들어 버려라."라고 소리소리 질러 댔다고 니키타 흐루쇼프(Nikita Khrushchyov, 1894~1971년)는 회상했다.

고문에 못 이긴 의사들은 생전 처음 들어 본 죄상을 자백하기 시작했으며 그중 2명은 심문 중에 사망했다. 이들은 한때 스탈린의 후계자로 낙점되기도 했던 고위 간부 안드레이 즈다노프(Alexandrovich Zhdanov, 1896~1948년)의 심장 동맥에 혈전이 있다는 사실을 숨기고 심전도를 변조, 정상이라고 보고해 그가 계속 무리하다 죽게 했다고 자백했다.

뷔노그라도프 박사는 자신이 영국 정보부의 스파이라고 자백했다. 일당 9명 중 6명이 유대계 의사였는데, 미국 유대 인과 내통한 반역 단체에 속했으며 그중 한 명은 (구)소련 지도자들을 말살하라는 명령을 받았다고 자백했다. 이 사건으로 유대계 인민이 다수 체포당했고, (구)소련은 이스라엘과의 외교 관계를 단절했다. 1953년 1월 15일 《프라우다(Pravda)》는 "의사들의 음모"를 상세히 게재했다. 1월

УКАЗ ПРЕЗИДІЇ ВЕРХОВНОЇ РАДИ СРСР
УКАЗ ПРЭЗІДЫУМА БЯРХОЎНАГА СОВЕТА СССР
СССР ОЛИЙ СОВЕТИ ПРЕЗИДИУМИНИНГ ФАРМОНИ
ХЕРО МОГАРГЫ СОВЕТІ ПРЕЗИДЫУМЫНЫМ УКАЗЫ
ЫЫ БАХ АУЗБАГЫ ЗЫ БЫЫ
ҮКРИ ЫУ СОВЕТЫ РӘНСӘТ КЕЙ ӘТКИНИ ФӘРМЫЛЫ
TSES AUKŠČIAUSIOSIOS TARYBOS PREZIDIUMO ĮSAKAS
УКАЗ ПРЕЗИДИУМЫЛУЙ СОВЕТУЛУЙ СУПРЕМ АЛ УНЫУНИЙ РСС

PSRS AUGSTĀKĀS PADOMES PREZIDIJA DEKRETS
СССР ЖОГОРКУ СОВЕТИНИН ПРЕЗИДИУМУНУН ЗНАЗЫ
УКАЗ ПРЕЗИДИУМИ СОВЕТИ ОЛИИ СССР
ዩኮኝ ᎤᎫᎬᎦᎧ ᎤᎧᎨᎮ ᎦᎤᎷᎨᎯᎦᎤᎯᎫ ᎦᎩᎧᎦᎢᎧᎮᎯᎮ
СССР ЁКАРЫ СОВЕТНИКИ ПРЕЗАДАТЫМНЫК УКАЗЫ
VSУ LIIDU ÜLEMNÕUKOGU PRESIIDIUMI SEADLUS
SNTL:n KORKEIMMAN NEUVOSTON PUHEMIEHISTÖN ASETUS

УКАЗ
ПРЕЗИДИУМА ВЕРХОВНОГО СОВЕТА СССР

О награждении орденом Ленина врача
Тимашук Л.Ф.

За помощь, оказанную Правительству, в деле
разоблачения врачей-убийц наградить врача ТИМАШУК
Лидию Федосеевну орденом ЛЕНИНА.

Председатель Президиума
Верховного Совета СССР –
(Н.Шверник)

Секретарь Президиума
Верховного Совета СССР –
(А.Горкин)

Москва, Кремль.
20 января 1953 г.
д.№ 180.

동료 의사들을 밀고한 리디야 티마슈크에게 내려진 레닌 훈장 수여증.

20일에는 티마슈크에게 레닌 훈장이 수여되었다.

2월 28일 밤, 라브렌티 베리야(Lavrenty Beria, 1899~1953년), 흐루쇼프 등과 한국 전쟁 휴전에 관한 회의를 주재하던 스탈린은 '의사들의 음모'를 상기시키며 "내가 아니었으면 큰일 날 뻔했다. 당신들은 적과 동지를 분간할 줄도 모르니 이러다가는 나라가 망한다."라고 설교를 한 다음 갑자기 침대로 가서 누워 버렸다. 부하들은 언제나 그렇듯이 방해가 될세라 조용히 집에 돌아갔다. 그러나 오전 4시에 취침해 다음 날 정오에 기상하는 습관을 가진 스탈린이 그날 따라 저녁 6시가 되도록 아무런 기척이 없었다. (허락 없이 침실에 들어가면 처형당하기 일쑤였기 때문에) 뇌출혈로 쓰러진 독재자는 뒤늦게 발견되었다. 더구나 주치의가 모두 숙청된 후여서 유능한 의사를 구할 수가 없었다. 급히 구성된 의사단은 거머리로 피를 빨아내는 50년 전의 낡은 치료법을 시도했으나 아무런 효과도 보지 못했다. 3월 4일 모스크바 라디오 방송은 정규 방송을 중단하고 클래식 음악을 내보내기 시작했다. 3월 5일 스탈린은 사망했다.

흐루쇼프 시대가 되자 이 '의사들의 음모'가 처음부터 끝까지 조작이었음이 밝혀졌다. 스탈린으로부터 뭔가 화끈한 재판을 만들어 보라고 지시받은 이그나티예프 장관이 티마슈크에게 동료들을 밀고하는 내용의 거짓 편지를 쓰도록 명령한 것이 그 진상이었다.

25장

의사가 되려면 남자의 허락을 받아라?

의학계의 여성 차별

19세기 중엽까지 미국의 의과 대학은 여학생을 받지 않았다. 하버드 의과 대학조차 여학생을 입학시킨 것은 1945년이 되어서였다. 엘리자베스 블랙웰(Elizabeth Blackwell, 1821~1910년)이 1847년 뉴욕의 제네바 의과 대학에 입학할 수 있었던 이유는 학교 당국이 그녀의 입학 허가 여부를 (당연히 부결될 것이라 생각해) 투표에 부치자 학생들이 장난 삼아 찬성표를 던졌기 때문이었다.

그러나 이러한 차별 속에서도 여성 의료인이 인류에 기여한 바는 적지 않았다. 잘 알려진 것처럼 현대의 병원이 위생적인 환경을 갖추게 된 것은 영국의 여걸 플로렌스 나이팅게일(Florence Nightingale, 1820~1910년) 덕분이다. 그녀는 독일에서 간호학을 공부한 경험을 바탕으로 영국에 학교를 세워 체계적으로 간호사를 양성했고, 전 세계

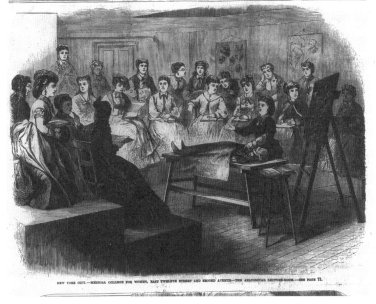

엘리자베스 블랙웰이 뉴욕에 1868년 설립한 여성 의과 대학의 해부학 수업을 그린 삽화.

에 식민지 경영을 했던 영국 육군의 병원 설계와 운영을 지도했다. 인
도로 부임하는 신임 총독이 으레 그녀에게 들러 의료 정책에 관해 자
문을 받고 떠났을 정도로 국가 보건 정책에 대한 그녀의 영향력은 매
우 컸다고 한다.

　　글머리에 언급한 미국 최초의 여성 의사 블랙웰은 의과 대학
을 최우수 성적으로 졸업했지만, 뉴욕의 모든 병원으로부터 (여성이라
는 이유로) 취업을 거부당했다. 그녀는 하는 수 없이 프랑스로 유학해
당시 별로 인기가 없는 분야였던 산부인과의 연수를 받았다. 파리에
서 신생아를 돌보다 임질성 안염에 감염되어 한쪽 눈을 잃기도 했던

그녀는 미국에 돌아와 산부인과 의사로 활약했을 뿐만 아니라 미국 최초의 간호 학교를 설립해 남북 전쟁에서 다치고 병든 병사들을 돌보는 데 크게 기여했다.

이 밖에도 의학사에 학문적 업적을 남긴 여성으로는 '팔로4징증'[1]의 치료법을 외과 의사 알프레드 블래록(Alfred Blalock, 1899~1964년)과 같이 창안한 존스 홉킨스 의과 대학의 소아과 의사 헬렌 타우시그(Helen Taussig, 1898~1986년)가 있다. (그녀도 처음에는 대학 졸업 후 제대로 된 직장을 얻지 못해 힘든 시기를 보내야 했다.) 그녀는 전 세계의 수많은 심장병 아기를 살려낸 '블래록 – 타우시그 수술'에 자신의 이름을 남겼다.

부당한 여성 차별의 역사는 우리로 하여금 성별에 따른 의학적 적성을 다시 한번 생각하게 한다. 일반적으로는 여성이 종합적 판단 능력이나 응급 시 대처 능력이 남성보다 우월하다고 한다. 그렇다면 다수의 불확실한 정보를 빠르고 정확하게 해석하고 현장 상황에 맞추어 최선을 다해 판단을 내려야 하는 의료 관련 직종은 여성에 더 적합한 분야라고 할 수도 있다. 여성이라는 불리함을 딛고 위대한 업적을 이룬 역사적인 인물이 보여 주는 바와 같이 여성이 비교 우위를 보이는 상황 적응 능력의 차이는 아마도 인류의 유전자 속에 심어져 있는 것이 아닌가 싶다. 남성보다 여성이 더 많이 살아남는 것이 종의 번성을 위해 유리했을 것이기 때문이다.

26장

"말 오줌이라도 상관없어."

케네디 대통령의 병

1963년에 암살된 제35대 미국 대통령 존 피츠제럴드 케네디(John Fitzgerald Kennedy, 1917~1963년)는 성홍열, 홍역, 황달, 원시, 에디슨 병 등 그 자신이 하나의 종합 병원이라고 할 만큼 다양한 병을 앓았다.

그중 그를 가장 괴롭힌 것은 1947년에 처음 진단받은 에디슨 병이었다. 이것은 부신에 이상이 생겨 각종 호르몬 부족 증상이 나타나는 병인데 케네디는 진단 수년 전부터 이 병을 앓았던 것으로 판단된다. 그는 허리 통증을 없애기 위해 상원 의원으로 재직 중이던 1954년 10월 엉치뼈를 엉덩뼈와 척추에 금속판으로 고정시키는 수술을 받았는데, 해군 복무 시절 입은 부상 때문이라는 주장과는 달리 에디슨 병의 증상 중 하나인 뼈엉성증(골다공증) 때문이었다. 이 수술은 1955년에 희귀한 에디슨 병 환자의 척추 수술 사례로 의학 잡지에 소개되기도 했는데, 1967년까지 환자가 누구였는지는 밝혀지지 않았다. 그는 넉 달 후에 재수술을 받았다.

그럼에도 1960년 선거에서 케네디 진영은 대통령 후보가 에디슨 병 환자라는 사실을 전면 부인했다. "에디슨 병은 주로 결핵 환자가 많이 걸리는데 케네디는 결핵을 앓은 적이 없다."라는, 얼핏 그럴 듯하게 보이지만 논리에 맞지 않는 이 변명은 — 가이우스 율리우스 카이사르(Gaius Jalius Caesar, 기원전 100~44년)의 표현을 빌리자면 — "자신이 보고 싶은 것만 보는" 대중에게 잘 먹혀들었다. 한 학자는 이 사례를 미국 정치사에서 가장 성공한 연막 작전이었다고 평했다.

당선 후, 너무나 많은 종류의 약을 먹는 케네디를 수행하기 위해 비서들은 가방 속에 항상 복약 기록을 휴대하고 다녔다. 호르몬이 부족했던 그가 가장 많이 사용한 것은 주사용 부신 겉질 호르몬제 코티손(cortisone)이었다. 남성 호르몬제인 테스토스테론(testosterone)도 틈틈이 복용했는데, 그의 혈중 콜레스테롤 수치가 410이나 되었던 것은 이 약 때문이었다고 한다. 그러나 이 약을 많이 먹으면 발정난 수캐처럼 성욕을 자제하기가 어려워진다. 실제로 케네디의 성욕은 놀라울 정도였다. 1963년에 그는 오랫동안 여자 없이 지내면 머리가 아파진다는 말로 점잖은 해럴드 맥밀런(Maurice Macmillan, 1894~1986년) 영국 수상을 당황하게 했다. 한 동료 상원 의원은 케네디가 어느 누구보다도 성욕이 강했다고 증언했고, 마치 황소 같았다는 평도 있다.

케네디는 자주 설사를 했는데 그때마다 아편이 들어간 지사제를 대량으로 복용했다. 잠이 오지 않으면 수면제로 바르비탈

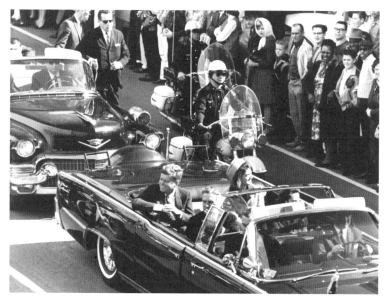

1963년 7월 22일 댈러스에서 차량으로 퍼레이드를 벌이던 케네디 대통령.

(barbital) 계통의 약을 먹었고, 우울할 때는 기분이 좋아지는 암페타민 (amphetamine) 주사를 맞았다. 우리에게는 필로폰(philopon)이라는 이름으로 친숙한 이 약은 환자가 원하면 무엇이든지 마구 처방해 '닥터 필굿(Dr. Feelgood)'이라는 별명으로 불렸던 맥스 제이콥슨(Max Jacobson, 1900~1979년) 박사가 처방했다.[1] 대통령은 이상한 약을 남용하지 말라는 주변의 충고에 "효과만 있다면 말 오줌이라도 상관없다."라며 귀를 기울이지 않았다.

　　케네디는 암살당하는 날에도 통증 때문에 굵은 천에 금속 지지대를 넣은 고정 복대를 허리에 차고 있었다. 텍사스 주 댈러스의 카

퍼레이드 중 리 하비 오즈월드(Lee Harvey Oswald, 1939~1963년)가 쏘았다고 공식적으로 알려진 첫 총탄은 대통령의 목에 맞았지만 치명상은 아니었다. 초탄을 맞은 후 대통령이 곧바로 엎드리지 못하고 계속 뻣뻣이 서 있다가 머리에 치명상을 안긴 제2탄을 맞은 것은 고정 복대 때문이었다.

한편, 케네디를 처음으로 진찰한 의사는 우연히도 한 달 전에 오즈월드의 아이(오드리 마리나 레이철 오즈월드(Audrey Marina Rachel Oswald, 1963년~))를 받았던 의사였으며, 응급실로 옮겨진 (머리가 반쯤 없는) 대통령의 심장이 아직 뛰고 있었다는 이야기가 파크랜드 기념 병원에 전해 내려오고 있다. 또 이 사건을 중계하던 NBC 뉴스는 병원 측이 B형 혈액을 준비하고 있다고 했으나 케네디의 혈액형은 AB형이었다. 이 보도가 사실이라면 대통령은 총상에 더해 수혈 부작용까지 겪었을 가능성이 농후하다.

누구를 살릴 것인가?

시애틀의 '신 위원회'

27장

네덜란드의 빌렘 요한 콜프(Willem Johan Kolff, 1911~2009년)가 인공 콩
팥, 즉 혈액 투석용 펌프를 개발한 것은 1943년이었으나 혈관을 튜브
로 기계에 연결하는 과정에 문제가 있어서 급성 콩팥 기능 상실 환자
에 제한적으로 썼을 뿐이었다. 그러던 1960년 시애틀의 벨딩 스크리
브너(Belding Scribner, 1921~2003년)가 영구적으로 사용 가능한 플라스
틱제 션트(shunt, 튜브를 손목의 동맥과 정맥 사이에 연결하는 방법)를 개발
했다. 많은 만성 콩팥 기능 상실 환자에게 1주일에 두세 번의 투석으
로 생명을 연장하는 길이 열린 것이었다. 그런데 혈액 투석이 그 효과
가 분명해지자 새로운 문제가 발생했다. 의학적으로 충분히 살릴 수
있는 환자가 의학 외적인 이유로 투석을 받지 못해 죽어 간다는 문제
였다.

1960년대 초 미국에서는 매년 1만 명 정도가 콩팥 기능 상실로 사망하고 있었다. 그러나 혈액 투석용 장비와 숙련된 의료진은 부족했다. 1962년에 개설된 시애틀의 인공 콩팥 센터 역시 몰려드는 요구를 충족하기에는 시설이 턱없이 부족했다. 하루 최대 17명밖에 치료할 수 없는 현실에서 환자를 골라낼 필요가 생긴 것은 당연한 일이었다. 하지만 치료를 거부당한 환자는 죽게 된다는 점에서 이는 단순한 문제가 아니었다. 센터 의사들은 이 문제가 의학의 영역을 넘어서는 것이라는 인식을 공유하고 있었다. 궁리 끝에 그들은 일반인으로 이루어진 위원회를 설치, 위원회가 선정한 환자를 치료하자고 시 의사회에 건의했다.

위원회는 지역 사회를 대표하기에 걸맞은 7인의 위원 — 성직자, 변호사, 주부, 노동 단체 간부, 주 정부 공무원, 은행원, 외과 의사 — 으로 구성되었고 혈액 투석 전문의 2명이 자문을 맡았다. 위원의 신분은 비밀에 부쳐졌고 익명으로 활동했다. 의사들은 의학적으로 투석에 적합지 않다고 여겨진 아동이나 45세가 넘은 환자를 제외한 모든 환자 선정을 위원회에 일임했다. 추첨으로 선별하자는 최초의 안은 부결되었다. 위원회는 환자의 워싱턴 주 주민 여부, 나이, 성별, 결혼 여부, 부양가족 수, 수입, 재산, 정서적 안정감, 교육 정도, 직업, 장래의 가능성 등을 환자 선택 시 고려하기로 결정했다. 환자의 성격과 사회에의 공헌도를 중시하려는 판단이었다.

그러나 위원회는 그 존재가 보도되자마자 여론의 거센 비난에 부딪혔다. 미국 중류층의 가치관에 너무 치우친 결정을 했다는 것

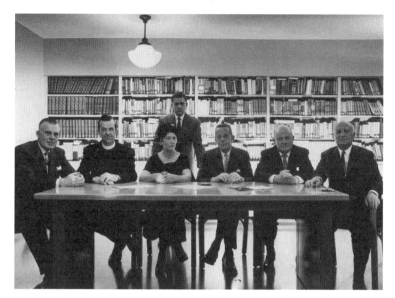

시애틀 '신 위원회'의 사진.

이 일반적인 견해였다. 당시 최대 발행 부수를 자랑하던 잡지《라이프 (*LIFE*)》의 한 기자는 시애틀의 "신 위원회(God Committee)"라는 용어를 쓰면서, 사람의 생사를 결정하는 역할을 위원회가 하고 있다고 비판했다. 잡지는 환자 선택 기준도 상세히 보도했는데, 미국 사회의 보편 가치와 인간 생명의 평등이라는 관점에서 이 선정은 그리 공평하지 못했다는 느낌을 주었다.

초기 혈액 투석에 얽힌 이 유명한 이야기는 미국 정부가 사회 보장 시스템을 확충해 더 많은 콩팥 기능 상실 환자의 투석을 지원하도록 기여하는 한편, 희귀한 의료 자원의 배분에 관한 거국적 토론을 유도함으로써 의료에 생명 윤리 개념이 도입되는 계기를 마련한 사건으로 평가되고 있다.

28장

'로키' 게이트

넬슨 록펠러 부통령의 복상사

1979년 1월 26일, 제41대 미국 부통령이었던 넬슨 록펠러(Nelson Rockefeller, 1908~1979년)가 70세를 일기로 사망했다. 그는 유명한 석유왕 존 데이비슨 록펠러(John Davison Rockfeller, 1839~1937년)의 손자로 네 번이나 뉴욕 주지사를 역임했고, 워터게이트 사건으로 리처드 닉슨(Richard Nixon, 1913~1994년)이 물러나면서 대통령이 된 제럴드 포드의 부통령 자리를 이어받은 노련한 정치가였다. 검시관이 작성한 공식 문서에 따르면 그의 사인은 정부이자 부하 직원이었던 26세의 메건 마샥(Megan Marshack, 1953년~)과의 성교 중에 일어난 심장 발작으로, 이른바 복상사였다.

이런 죽음은 의학적으로는 돌연사로 분류된다. 자각 증상이 없는 심혈관 질환 환자가 성교에 따른 심한 충격이나 스트레스, 육체적

피로, 또는 흥분으로 인한 심근 경색이나 뇌졸중 등으로 급사하는 것이다. 통계적으로는 겨울에 많이 발생하는데, 남자에게 흔하고, 상대가 배우자가 아닌 경우가 많으며, 장소 역시 자택이 아닐 때가 많다.

록펠러 부통령은 부인이 없는 자택에서 다른 여성과 자다가 사망했다는 점이 특이했다. 발작은 오후 9시 15분과 10시 15분 사이에 일어났다. 검시 보고서에 따르면, 부통령이 갑자기 쓰러지자 놀란 마샥은 이웃에 사는 친구이자 텔레비전 뉴스 진행자인 폰치타 피어스(Ponchitta Pierce, 1942년~)를 전화로 불렀다. 그녀는 곧 록펠러의 자택으로 달려갔고, 얼마 후 경찰에 도움을 요청했다. 문제는 이것이 발작이 일어난 시점에서 1시간 또는 2시간 후의 일이었다는 점이었다.

후일 피어스는 마샥이 그녀에게 전화를 걸어 온 것이 오후 10시 50분과 11시 사이였으며, 자신은 11시 15분에 록펠러의 자택에 도착했고 구급차를 전화로 부른 다음 바로 자신의 아파트로 돌아갔다고 주장했다. 한편 록펠러의 대변인은, 나쁜 소문을 예방하기 위해 부통령의 발작이 일어난 시각을 11시 15분으로 발표했다. 어찌됐건 발작에서부터 구조 요청까지 이 2시간에 가까운 공백은 갖가지 억측을 불러일으켰다. 경찰 사진사가 오기 전까지 현장을 '소독'할 필요가 있었기 때문이라던가, 부통령이 워낙 무거웠기 때문에 이를 움직이기 위해서 제3의 인물이 그 자리에 있었다는 등의 루머가 떠돌았다.

일부 록펠러 가의 사람들은 이날 밤 부통령의 경호원이 보이지 않았다는 점에 불만을 표했지만, 사태의 심각성을 깨닫고는 곧 잠잠해졌다. 가족은 자세한 사인을 가리기 위해 필요한 시체 부검을 거

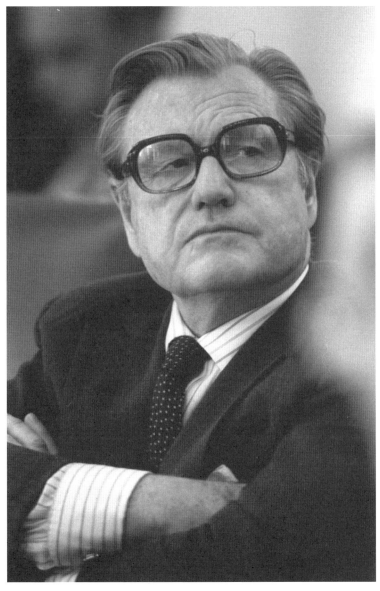

제41대 미국 부통령을 지냈던 넬슨 록펠러.

부했다. 부통령이 심장 발작 후 18시간 만에 화장되어 버리자 대중의 의혹은 더욱 증폭되었다. 그러나 신문은 이런 사실을 매우 신중히 다루었다. 마샥이 록펠러의 정부이며, 록펠러가 그녀와 성교 도중 사망했다는 사실이 널리 알려진 후에도 신문은 그에 관한 직접적 표현을 피했다.

나중에 밝혀진 사실이지만, 밤새도록 집 주위를 지키는 사진 기자 때문에 마샥은 몇 주일 동안이나 숨어 지냈다. 덕분에 그녀는 무사히 언론의 주목을 벗어날 수 있었고 조용히 무대에서 사라져 갔다. 그런 그녀에게 그녀가 살고 있는 집과 현금 5만 달러를 주라는 내용이 담긴 유언장을 남긴 록펠러는, 미국의 역대 정·부통령 중 처음으로 화장되어 뉴욕 시 외곽의 록펠러 가족 묘지에 묻혔다.

생활 양식의 변화에 따른 심혈관 질환의 증가를 반영하듯 우리나라에도 예전보다 돌연사가 많아지고 있다. 돌연사의 약 1퍼센트를 차지하는 것으로 알려진 복상사 역시 증가하는 추세일 것으로 추측된다.

29장

금단의 유혹

영웅의 논문 조작

임산부의 입덧을 막아 주는 특효약으로 1950년대 초 서독에서 개발한 탈리도마이드(thalidomide)는 약의 안전성이란 관점에서 의학사에 남을 엄청난 비극을 초래했다. 1957년과 1961년 사이에 유럽을 중심으로 세계 50여 개 나라에 시판된 이 약을 임신 초기에 복용한 여성에게서 귀나 손발이 없는 아기가 태어났기 때문이었다.

탈리도마이드의 첫 희생자인 귀가 없는 아기가 태어난 것은 1956년 12월 25일이었다. 그러나 이 약과 신생아 기형이 관계가 있다는 사실을 아는 데는 4년 6개월이라는 세월이 더 필요했고 그동안에도 희생자는 늘어만 갔다. 집계된 바에 따르면 이 기간 동안 46개 나라에서 약 1만 2000명의 아기가 기형을 가진 채 태어났으며 임신 도중 유산되었거나 사산된 태아까지 합치면 그 숫자는 1만 5000명이 넘는다고 한다. (탈리도마이드는 용법을 엄격하게 지킨다는 전제 아래에 오늘날에도 진정제로 시판되고 있으며 한센병이나 다발 골수종에 효과를 보인다.)

　　탈리도마이드의 이런 끔찍한 부작용을 최초로 보고한 의학자 중 한 명이 오스트레일리아 시드니의 산부인과 의사였던 윌리엄 맥브라이드(William McBride, 1927~2018년)였다. 그는 자신이 출산을 도운 임부 3명이 비슷한 시기에 기형아를 낳은 것에 의문을 품었고, 연구 끝에 이 약이 신생아 기형과 관련이 있다는 사실을 1961년 12월 영국의 의학 전문지 《랜싯(Lancet)》에 보고했다. 이로써 탈리도마이드의 판매가 중지되었고, 덕분에 많은 아이가 기형의 위험에서 벗어날 수 있게 되었다.

　　맥브라이드는 이 업적으로 오스트레일리아 의학계의 스타가 되었다. 여러 기관이 그에게 상을 주었고 프랑스 정부는 상금과 더불어 훈장을 주기도 했다. 그는 자신이 받은 상금으로 신생아 기형의 원인을 연구하는 재단을 설립하고 그 연구소의 소장으로 취임했다. 오스트레일리아 국민은 자국 의학 연구의 위상을 세계에 떨친 이 영웅을 위해 흔쾌히 연구비를 기부했다.

　　세월이 흐른 1982년의 어느 날, 이 연구소의 연구원 2명은 《오스트레일리아 생명 과학 저널(Australian Journal of Biological Sciences)》에 맥브라이드가 제출한 논문을 보고 깜짝 놀랐다. 어느 틈엔가 자신들이 공동 저자로 올랐을 뿐만 아니라 실험 결과마저 ― '벤덱틴(bendectin)'이라는 새로운 입덧 치료제가 토끼 배아에 심각한 영향을 미치는 것처럼 ― 엉뚱하게 조작되어 있었던 것이다. 연구원들은 항의했으나 만

족할 만한 대답을 듣지 못한 채 연구소를 그만두게 되었다. 그 후 7명의 다른 연구자들이 서면으로 이런 사실을 연구소 운영 위원회에 알렸지만 효과가 없었다. 맥브라이드는 연구소의 재정 상태를 핑계로 이들마저 해고해 버렸다.

잊히는 듯했던 이 사건은 5년 후인 1987년 의사 출신의 기자 노먼 스완(Norman Swan, 1953년~)에 의해 언론에 보도되었다. 스코틀랜드 애버딘 대학교 의과 대학을 졸업하고 영국에서 소아과를 전공한 후 과학 전문 기자로 오스트레일리아 방송국에 합류한 그의 기사는 사회적으로 커다란 파문을 일으켰다. 여론이 들끓자 궁지에 몰린 연구소는 내부 조사에 들어갔고, 급거 구성된 조사 위원회에 의해 맥브라이드가 논문을 조작했다는 사실이 확인되었다. 맥브라이드는 연구소의 모든 직책에서 물러났고 의사 면허까지 박탈당했다. 오스트레일리아 의학 연구를 이끌던 국민 영웅은 이렇게 학계에서 쫓겨나고 말았다.

한편, 수년 동안의 끈질긴 취재 끝에 진실을 밝혀낸 스완 박사는 1989년 오스트레일리아 최고의 과학 전문 기자에게 수여되는 마이클 데일리 상을 받았다.

3부
무서운
의사

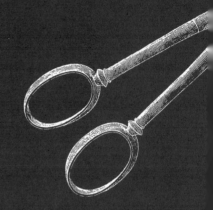

마장디는 잔혹한 동물 실험을 즐긴 인물로 알려져 있기도 하다.
그는 개의 뇌를 반만 제거하는 실험이나 어린 강아지에게 독을 주입해
경과를 보는 잔혹한 생체 실험을 일반에게 공개하는 것을 즐겼다.
누가 먼저 운동 신경과 지각 신경을 구별하는가에 관한 선두 다툼에서
경쟁자인 영국의 찰스 벨을 앞지를 수 있었던 것도 그가 동물의 고통에
보이는 무관심 덕분이었다. ─「동물 생체 실험의 시작」에서

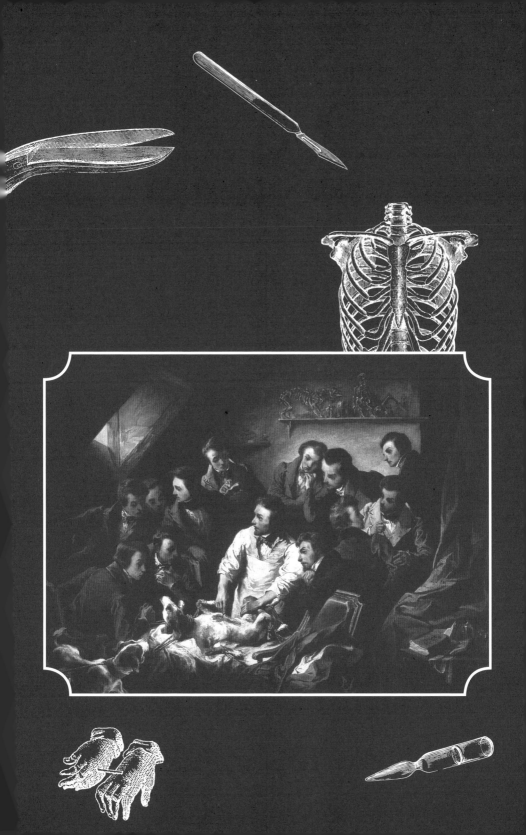

30장

죽어서도 풀리지 않는 주박

존 테일러와 바흐

요한 제바스티안 바흐(Johann Sebastian Bach, 1685~1750년)는 생전에 대단한 칭송을 받은 적이 없는 평범한 노력형 작곡가였다. 그가 후일 '음악의 아버지'라는 명예를 얻은 이유는 오랜 삶의 경험에서 우러난 조화로운 음악을 창조할 수 있었기 때문이었다. 그는 당시의 음악가에게는 드물었던 건강이라는 재능이 있었던 것이다.

최근에는 바흐가 당뇨병 환자였다는 학설도 있지만, 기록상으로는 평생 큰 병을 앓은 적이 없던 그도 60세가 넘자 눈이 잘 보이지 않게 되었다. 어려서부터 어두운 곳에서 악보를 보았기 때문이라는 이야기도 있으나 백내장 또는 녹내장이었다고 추측하는 사람도 있다. 하여간 64세 되던 1749년 초 가벼운 뇌졸중을 앓고 회복한 바흐는 유럽을 여행 중이던 존 테일러(John Taylor, 1703~1772년)라는 영국 의사

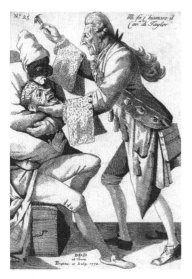

존 테일러의 환자 치료 장면을 그린 삽화.

에게 눈 수술을 받았다.

아버지가 외과 의사였던 테일러는 매력적인 사나이였는데 외모도 잘생겨서 특히 여성에게 인기가 높았다. 런던 세인트 토머스 병원에서 공부를 마치고 의사 자격을 얻은 그는 고향인 잉글랜드 노르위치에 돌아왔으나 곧 따분한 시골 생활에 싫증이 났다. 그는 여러 곳을 여행하면서 부와 명성을 얻겠다고 작심하고 이를 실행에 옮겼다. 안과의 대가가 되기로 한 테일러는 어디든 목적지에 도착하기만 하면 도시 전체에 광고 전단을 돌리고 엄청나게 높은 치료비를 받았다. 또 거짓말이 태반인 자서전을 출판해 과장 홍보로 환자를 끌었다. 이런 사기성 짙은 홍보 전략은 상당한 효과를 거두어서 그의 본성이 잘 알려지지 않은 외국일수록 그가 정말로 명의라고 믿는 사람이 많았다.

그의 수술에 대해서는 후세의 평가가 엇갈리는데, 테일러가 쌍꺼풀 수술은 잘했으며 특히 눈 주위 근육의 해부에는 일가견이 있었다는 견해도 있다. 그러나 그가 발표했던 논문으로 볼 때, (실명하지 않는 것이 이상할 정도로) 그의 수술이 형편없었다고 생각하는 학자가 더 많다. 그래서인지 그는 수술 결과가 나타날 때쯤이면 재빨리 다른 곳으로 옮겨 가곤 했다.

　한때 아일랜드에는 불 위에 거꾸로 매달린 안과 의사의 그림이 나돈 적이 있었는데 이는 테일러의 수술로 실명한 환자의 가족이 그를 잡아다 석탄 화로 위에 거꾸로 매달고 고문을 했다는 이야기에서 비롯되었다고 한다. 당시 세계의 의학 발전을 주도하던 에든버러 왕립 의사회는 테일러가 거짓 광고를 하고, 터무니없는 요금을 받고, 실력도 보증할 수 없는 자라는 논평을 내기까지 했다. 그러나 그는 이를 비웃기라도 하듯 영국 왕실에 접근해 조지 2세(George II of Great Britain, 1683~1760년)의 주치의로 위촉되는 정치적 수완을 과시했다.

　훗날 음악가 게오르크 프리드리히 헨델(Georg Friedrich Händel, 1685~1759년)의 눈도 멀게 하는 테일러는 언제나처럼 바흐의 눈을 멀게 하고도 결코 자신의 잘못을 인정하지 않았다. 재수술이 실패한 후에도 그럴듯한 말로 다시 환자의 신뢰를 얻었고 마지막에는 약물 치료를 시도했다. 치료를 받을수록 쇠약해지던 바흐는 1750년 7월 뇌졸중이 재발해 의식을 잃었고 끝내 숨을 거두고 말았다.

　돌팔이 왕실 주치의 테일러는 (65세로 죽은) 바흐가 88세 때 자기의 수술을 받고 시력을 되찾았다는 황당한 선전을 계속해 댔다고 한다.

31장

쇠사슬을 끊어라!

필리프 피넬

18세기 말까지 정신병 환자에 대한 처우는 열악했다. 정신 질환은 인간에 악마가 깃든 현상으로 여겨졌고 환자들은 햇볕도 들지 않고 환기도 되지 않는 감옥 같은 시설에 수용되어 쇠사슬에 묶인 채 간수에게 몽둥이로 얻어맞기 일쑤였다. 한편으로는 입장료를 받고 정신 질환자들을 관람시키는 곳도 있어서 '인간 동물원'이라는 별명으로 불렸다. 대표적인 예로는 런던의 베들레헴 병원이나 파리의 비세트르 병원이 유명했는데 주말이면 수천 명의 관람객이 몰려들 정도였다.

　　이런 현상을 개선한 사람이 (정신병을 앓던 친구가 숲속을 헤매다 늑대에 물려 죽은 사건을 계기로 이 병에 관심을 가지게 되었다는) 프랑스의 의사 필리프 피넬(Philippe Pinel, 1745~1826년)이었다. 그는 자신이 편집을 맡은 의학지를 통해 수용소의 비참한 실태를 고발하고, 정신병은 질병일 뿐이며 가난한 정신 질환자에 대한 비인간적인 대우를 개선해야 한다는 신념을 꾸준히 피력해 나갔다.[1]

프랑스 혁명 후 피넬이 악명 높았던 비세트르 병원의 원장으로 임명된 것은 이러한 노력과 함께 기성 의료 체계의 개편이라는 시대적 열망에 힘입은 바 컸다. 그는 이 병원에서 과감하게 정신병 환자의 쇠사슬을 끊고 감옥에서 해방했다. 이것은 정신병을 앓는 사람을 동물처럼 취급하던 오래된 전통에 종지부를 찍고 그들에게 인간으로서의 존엄성을 되찾아 준 의학사의 쾌거였다.

피넬은 2년 후 또 하나의 수용소 살피트리에르 병원의 책임자가 되었다. 이곳은 범죄를 저질렀거나 정신 질환을 앓고 있는 여성 약 6,000명을 수용한 병원으로, 매년 약 250명이 새로 들어와 50여 명이 사망해 나갈 정도로 위생 상태가 나쁜 시설이었다. 무려 18년 동안이나 쇠사슬에 묶인 채 어두운 독방에 갇혀 지낸 환자가 있었다는 이 병원은 일요일이면 전성기의 비세트르 병원을 능가할 정도로 많은 관람객이 모여드는 관광 명소이기도 했다. 여기서도 피넬은 인도주의를 강조하며 감옥과 같았던 병원을 의료 시설로 개선하는 작업을 주도했다.

혁명기 프랑스에서 이러한 시도는 상당한 위험을 감수해야 하는 일이었다. 정신 병원을 정적의 감금 수단으로 즐겨 이용했던 권력자들이 개혁으로 자신들의 음모가 드러나는 것을 꺼렸기 때문이다. 용감한 피넬은 이러한 압력과 오래된 대중의 편견에 맞서서 정신병은 단지 정신 질환에 불과하며 악마가 깃들었거나 마녀가 된 것이 아니라는 소신을 굽히지 않았다. 그는 맑은 공기, 적절한 운동, 그리고 사회 활동이 정신 질환 치료에 도움이 되며 과도한 강제 수용은 오히려 병을 악화시킬 뿐이라고 관계자를 설득했다. 또 모든 정신병을 같은 질환으로 보던 고정 관념에서 벗어나 증상이나 특징에 따라 정신병을 구분했다. 정신병에 관한 한 피넬은 환자의 병력과 증상을 자세히 기록해 진단을 내리고, 분류하고, 합리적인 치료법을 검토한 최초의 의사였던 것이다.[2]

황제 주치의가 되라는 나폴레옹의 제안을 사양하고 파리에 새로 설립된 의과 대학에서 27년간 제자들을 가르쳤던 피넬은 1826년 뇌졸중으로 세상을 떠났다. 그런데 이 '해방자'의 장례식이 다소 특이했던 것은 운구 행렬에 많은 노부인이 섞여 있었다는 점이다. 이들은 자신들을 쇠사슬로부터 해방시켜 준 은인을 기리기 위해 따라나선 살피트리에르 병원의 옛 여성 환자들이었다. 1885년 프랑스 의학계는 끊어진 쇠사슬을 손에 든 피넬의 동상을 살피트리에르 병원 앞에 세워 그의 정신병 환자에 대한 사랑을 기렸다.

32장

만들어진 해방자 전설

필리프 피넬의 진실

18세기 유럽에서는 종교 개혁으로 해체된 가톨릭 교회 소유의 수도원 일부가 정신병자, 무숙자, 가난한 사람, 고아, 장애자 등을 수용해 보호하는 시설로 바뀌었다가 나중에 정신 병원이 되었다. 다른 한편으로는 국가 치안 대책의 일환으로 정신병자, 부랑자, 거지, 매춘부 등의 위험 인물을 잡아 구금하던 시설이 정신 병원이 되기도 했다. 부유한 정신병 환자들이 입원하는 사설 요양소와는 달리 이런 시설에서는 환자를 죄수처럼 다루는 것이 일반적이었다.

18세기 말 프랑스에서 이런 상황을 개선하려 노력했던 대표적 인물로는 필리프 피넬이 꼽힌다. 대부분의 의학사 교과서는 선구자 피넬이 18세기 말 파리 비세트르 병원과 살페트리에르 병원에서 환자의 쇠사슬을 풀어 줌으로써 정신 질환에 대한 인도주의적 치료가 시작되었다고 기술하고 있다. 그런데 사실 피넬은 환자를 억압에서 해방시킨 최초의 의사가 아니었다.

피넬이 처음 쇠사슬을 풀어 주었다는 연도는 연구자에 따라 1791년, 1792년, 1793년, 1794년, 1797년, 1798년으로 다양한데 실제 비세트르에서 쇠사슬을 풀어 준 인물은 이 병원의 선배 의사였던 장밥티스트 푸상(Jean-Baptiste Pussin, 1746~1811년)이었다는 설이 유력하다. 알려진 것처럼 피넬이 모든 정신 질환자를 쇠사슬에서 풀어 준 것도 아니었다. 1801년 발표한 논문에서 밝힌 대로 피넬은 비세트르에 수용된 약 200명의 정신병 환자 중 40명만 풀어 주었는데, 그나마 양팔을 구속복으로 고정하고 야간에 독방 안에서만 자유롭게 한 것에 불과했다. 파리의 정신 병원에서 대부분의 환자를 쇠사슬에서 풀어 주는 일은 피넬의 제자 장에티엔 에스키롤(Jean-Étienne Esquirol, 1772~1840년)에 의해 1809년 이후 본격적으로 추진되었다.

피넬보다 먼저 환자의 쇠사슬을 풀어 준 의사는 여럿 있었다. 이탈리아 피렌체의 산타 도로테아 정신 병원에 자원 근무하던 빈센초 치아루기(Vincenzo Chiarugi, 1759~1820년)는 1786년 일부 환자의 쇠사슬을 풀어 주었으며 1788년 산 보니파시오 병원의 책임자가 된 후에도 쇠사슬과 구속복의 폐지에 진력했다. 이는 아무리 짧게 잡아도 피넬보다 최소 5년에서 7년 앞선 업적이었다. 스위스의 아브라함 졸리(Abraham Joly, 1748~1812년)는 제네바 정신 병원에서 1787년에 쇠사슬을 폐지했는데 이는 치아루기와 거의 동시기였다. 한편 독실한 퀘이커 교도였던 런던의 차 상인 윌리엄 투크(William Tuke, 1732~1822년)는 동료 신도가 요크의 정신 병원에 구금되어 사망한 것을 계기로 1794년부터 3년 동안 '요크 리트리트(York Retreat)'라는 새로운 요양 시설을 건립했다. 이 사립 정신 병원 역시 일체의 강제적 구속을 하지 않는 도덕적 관리가 치료의 기본 방침이었다.

'해방자 피넬'은 사실 정계에서 퇴출당해 우울증에 빠진 만년의 부친을 위로하려던 아들 시피옹 피넬(Scipion Pinel, 1795~1859년)의 작품이다. 그가 에스키롤과 함께 피넬이야말로 프랑스 정신 의학을 박애주의적, 인도주의적으로 바꾼 위대한 개혁자였다는 캠페인을 시작했던 것이다. 1823년 샤랑통 병원에 부임해 전근대적인 교회의 수용 시설을 당시 세계에서 가장 선진적인 왕립 정신 병원으로 바꾸어 놓았던 에스키롤은 세간의 신망이 두텁고 평생에 걸쳐 정치적 영향력이 대단했던 인물이었다. 피넬의 사후 보불 전쟁의 패배로 대두된 프랑스 국수주의와 맞물리며 지속된 이들의 캠페인으로 피넬은 '프랑스 혁명의 가치를 이은 인도주의 정신 의학의 효시'라는 전설이 되었다.[1]

피렌체의 치아루기, 제네바의 졸리, 그리고 피넬까지 새롭게 정신 의학을 분류하고 정립한 많은 선구자의 노력으로 인도주의적 정신 치료가 정착되었지만, 치아루기와 졸리의 업적이 20세기 이후에도 널리 알려지지 않았던 것은 역사에도 홍보가 중요함을 보여 주는 예라고 하겠다.

33장

"외과의로서는 최고,
인간으로는 최저!"

기욤 뒤피트랭

기욤 뒤피트랭(Guillaume Dupuytren, 1777~1835년)은 19세기 초 프랑스 외과 학계를 주도한 인물이었다. 가난한 가정에서 태어나 고학으로 의사가 된 그는 루이 18세(Louis XVIII, 1755~1824년)의 주치의로 남작 작위를 받았으며, 생전에 백만장자가 되는 입지전적 업적을 쌓았다. 어려서부터 남달리 총명했던 뒤피트랭은 의사가 되라는 부모의 권유로 16세 때 혼자 파리로 상경했다. 가난한 가족의 유일한 희망이었던 그는 배고픔을 참아 가며 의학 공부에 매진했는데, 해부용 시체에서 지방을 훔쳐 독서등의 연료로 사용했다는 일화는 그의 어려웠던 경제적 상황을 잘 말해 준다.

의과 대학 과정을 마칠 때쯤 뒤피트랭은 이미 파리 의학계에서 주목을 받는 인물로 성장해 있었다. 당시 20대 초반에 불과했던 그가 개인적으로 개설한 해부학과 병리학 강좌는 평판이 좋아서 수강생이 무척 많았다. 그 후 그는 파리 오텔디유 공립 병원의 조수로 취직해 우여곡절 끝에 외과의 교수가 되는데, 여기서 프랑스를 대표하는 외과 의사로서 입지를 굳혔다. 그가 교수로 재직했던 20년 동안 오텔디유에는 세계 각지에서 환자가 몰려들었으며 그의 수술을 보고 배우려는 유학생이 끊이지 않았다.

　　외과 의사로서의 그의 업적은 괄목할 만한 것이었다. 그는 수술용 가위나 집게 등 특수한 의료 기구를 직접 만들었고, 하지 골절의 치료를 위한 부목을 고안했다. 새로운 수술법도 창안했는데 아래턱을 절제하는 수술이나, 자궁암 환자의 자궁 경부를 절제하는 수술 등을 최초로 시도했다. 또 화상을 6단계로 구분하는 분류법을 도입했고, 허리 부위에 인공 항문을 만드는 수술을 처음으로 시행하기도 했다. 1832년에는 손가락이 굽어 펴지지 않는 변형을 수술로 고치고 이 기형에 자신의 이름을 붙였다. 현대의 의과 대학 학생들도 아마 '뒤피트랭 구축'을 공부한 적이 있을 것이다. 그는 파리의 포도주 상인이었던 환자의 수술을 앞두고 똑같은 변형이 있는 시체를 구입해 연습을 했다고 한다.

　　문제는 농담으로도 좋다고는 말할 수 없었던 그의 성품이었다. 뒤피트랭은 1804년 오텔디유 외과에 조수로 들어가서는 10년에 걸친 끈질긴 싸움 끝에 결국 교수였던 필립장 펠르탕(Philippe-Jean Pelletan, 1747~1829년)을 쫓아내고 그 자리를 차지했다. 그는 교수가 된 후에도 특유의 뻔뻔함과 냉혹하고 거만한 태도로 많은 사람의 미움을 샀다.

학문적인 면에서도 그는 자신의 야심을 위해 남의 업적을 인정하지 않는 비열한 짓을 일삼았다. 한 예로 그는 1832년에 종아리뼈의 한 골절 증례를 묘사하며 마치 최초 보고자인 양 '뒤피트랭 골절'이라 불렀는데, 100년이나 전에 영국의 퍼시벌 포트(Percivall Pott, 1714~1788년)가 동일한 증례를 기술했던 것을 알면서도 그런 것이었다. 현재도 이 골절은 '포트 골절'로 불릴 때가 더 많다. 그렇지만 그의 이런 수법이 가끔은 성공하기도 했는데, 앞서 언급한 '뒤피트랭 구축'이 대표적이다. 이것도 실은 1세기 이전에 알려져 전혀 새로울 것이 없는 사실이었으며, 증례 보고 역시 영국의 애스틀리 쿠퍼(Astley Cooper, 1768~1841년)가 먼저 했던 것이었다.

그의 동료들은 무례하면서 독선적인 그를 "오텔디유의 산적"이라 부르며 기피했지만, 그가 프랑스를 대표하는 탁월한 외과의라는 점만은 분명히 인정하고 있었다. 동시대 의사였던 피에르 페르시(Pierre Percy, 1754~1825년)는 뒤피트랭을 "외과의로서는 최고지만, 인간으로서는 최저의 인물"이라고 평했다고 전한다.

34장

동물 생체 실험의 시작

콜레주 드 프랑스의 교수들

프랑스 실험 생리학의 선구자는 프랑수아 마장디(François Magendie, 1783~1855년)였다. 프랑스 남서부 보르도 출신인 마장디는 1808년 파리에서 의과 대학을 졸업하고 오텔디유 공립 병원의 내과 의사가 되었다. 생기론을 주장하던 그자비에 비샤(Xavier Bichat, 1771~1802년)와는 달리 마장디는 어떤 이론도 신용하지 않았고 모든 것을 화학과 물리학으로 설명하려 노력했다. 그는 과학적 사실을 그 자체로 인식할 뿐 그것들을 연결해 가설을 세우거나 일반화하지 않았으며, 연구에서 추측을 배제했고 결과는 오직 실험에 의해서만 도출했다.

동물의 생체 실험을 생리학 연구의 방법론으로 확립한 그는 클로드 베르나르(Claude Bernard, 1813~1878년), 이반 파블로프(Ivan Pavlov, 1849~1936년), 자크 로엡(Jacques Loeb, 1859~1924년), 파울 에를리히로 연결되는 실험 생리학의 선구자였다. 그는 영국의 찰스 벨(Charles Bell, 1774~1842년)이 주장했던 척추의 앞뿌리는 운동 신경이며 뒷뿌리는 감각 신경의 역할을 한다는 사실을 실험으로 증명했다. 또 삼키기와 구토의 기전을 밝혀내었고 소뇌 또는 시상하부의 부분적 절단이 동물에 미치는 영향에 관해서도 연구했으며 정맥 혈류의 흐름 역시 심장의 수축력에 의존함을 밝혀 정해진 부위에서 피 뽑기(방혈)를 시행해야 효과가 있다는 이론이 틀렸음을 입증했다.

근대 약물학의 창시자로 불리기도 하는 그는 브로민, 아이오딘 화합물, 여러 식물로부터 추출한 알칼로이드(스트리키닌, 모르핀, 베라트린, 브루신, 피페린, 에메틴 등)의 약리 효과를 검토했으며 토끼에게 달걀 흰자의 알부민을 투여해 민감한 상태로 만든 다음 다시 투여하면 토끼가 죽는 아나필락시스(anaphylaxis, 과민증) 현상을 최초로 보고한 사람이기도 했다.

마장디는 잔혹한 동물 실험을 즐긴 인물로 알려져 있기도 하다. 그는 개의 뇌를 반만 제거하는 실험이나 어린 강아지에게 독을 주입해 경과를 보는 잔혹한 생체 실험을 일반에게 공개하는 것을 즐겼다. 누가 먼저 운동 신경과 지각 신경을 구별하는가에 관한 선두 다툼에서 경쟁자인 영국의 찰스 벨을 앞지를 수 있었던 것(영국에선 마장디가 벨의 연구 결과를 훔쳤다고 주장하지만)도 그가 동물의 고통에 보이는 무관심 덕분이었다. 벨은 끔찍한 생체 해부를 몇 번인가 시도한 후 도저히 실험을 계속하지 못하고 포기했다고 한다. 그의 수제자였던 베르나르도 스승의 잔혹한 생체 실험을 힘들어 했는데 후일 자신의 실험에 쓰는 동물에게는 가능한 한 고통이 없도록 배려했다. 병리학이란 환자의 생리학일 뿐이라고 주장하며 새로운 생리학의 분야를 개척한 마장디는 콜레주 드 프랑스의 해부학 교수가 되었고 프랑스 과학아카데미 의장을 역임했다.

한편 근대 프랑스 의학사상 가장 위대한 생리학자로 꼽히는 베르나르는 역시 보르도의 생줄리앙에서 태어났는데 그의 아버지는 포도를 재배하고 포도주를 만드는 농부였다. 약사가 되기 위해 집을 떠나 리옹에서 공부하던 베르나르는 가끔 희곡을 썼는데, 희극으로 약간의 평판을 얻자 비극을 한 편 쓴 다음 극작가가 되기 위해 21세 되던 해에 파리로 상경했다. 그러나 그가 쓴 희곡을 본 파리의 비평가는 희곡보다 "창의력이 별로 필요하지 않은"(?) 의학을 공부할 것을 권유하며 마장디를 소개해 베르나르의 진로는 다시 한번 바뀌게 되었다.

베르나르의 천재성을 한눈에 알아본 마장디는 그를 오텔디유에서 조수로 채용했고 콜레주 드 프랑스에서도 조수로 일하게 했다. 마장디가 "너는 나보다 낫다."라며 극구 칭찬했던 베르나르는 30세가 되던 1843년 위액에 관한 연구로 학위를 받고 천장이 낮아 허리를 제대로 펼 수도 없는 콜레주 드 프랑스의 열악한 실험실에서 연구에 몰두했다. (그나마 그가 경제적 어려움 없이 연구에 몰두할 수 있었던 이유는 파리의 부자 의사의 딸과 결혼했기 때문이라고 하는데 정작 결혼 생활은 그리 행복하지 않았으며, 부부는 1869년에 이혼했다.)

그는 생체 내에서 글리코겐(glycogen)이 스스로 합성됨을 밝혀내었는데 이것은 생체가 물질을 합성한다는 최초의 증거였으며, 의

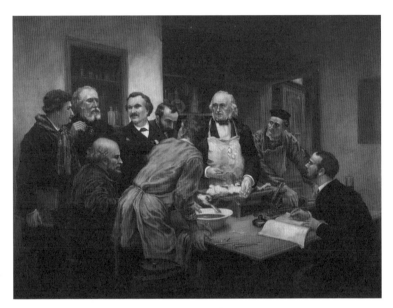

실험 중인 클로드 베르나르(중앙의 메스를 든 인물)과 학생들.

학사에서 프리드리히 뵐러(Friedrich Wöhler, 1800~1882년)의 요소 합성
보다 더욱 의미 있는 업적이었다. '내분비(endocrine)'라는 의학 용어가
이때 베르나르에 의해 최초로 사용되었다. 이자액에 관한 연구와 혈
관 운동 신경에 관한 연구 역시 그의 대표적인 업적이다. 그는 또 쿠
라레[1]로 인한 마비를 약리학적으로 검토하거나 일산화탄소가 헤모
글로빈과 특이적으로 결합하는 사실을 밝혀내기도 함으로서 특수한
약물이 특정 질병을 일으키며 특수한 질병은 특정 약물로 고칠 수 있
다는 약리학적 치료 개념을 확립했다.

　　요하네스 뮐러(Johannes Müller, 1801~1858년) 역시 관찰과 연구

를 중요시한 의학자였지만, 관찰에 좀 더 기울어 있었던 뮐러에 비해 베르나르는 실험에 중점을 두었으며 특히 화학적, 물리적 방법으로 질병을 인공적으로 생체에 재현하는 실험 의학 및 생화학의 창시자였다. 그는 마장디의 뒤를 이어 콜레주 드 프랑스 생리학 교수가 되었고, 1865년 간결하고 유려한 문장으로 쓰인 18권의 『실험 의학 연구 서설(*Introduction à L'Étude de la Médecine Expérimentale*)』을 출판했다. 1878년에 사망한 그의 장례는 과학자로서는 최초로 프랑스 국가장으로 치러졌다.

35장 | 기관총을 만든 의사

리처드 개틀링

전쟁의 개념을 바꾼 역사적인 신무기로는 중세 기사의 갑옷을 쓸모없게 한 잉글랜드의 장궁, 유럽을 석권한 나폴레옹의 대포, 오스트리아와 프랑스를 완파한 프로이센 육군의 후장식 소총 등이 보통 거론된다. 더불어 19세기 말 유럽 육군을 세계의 패자로 만든 또 하나의 무기가 바로 기관총이다. 기관총의 위력은 영국이 수단에서 일으킨 마흐니 전쟁의 1898년 옴두르만 전투를 묘사한 다음 글에 잘 나타나 있다.

식민 통치로부터의 해방을 주장하며 봉기한 1만 4000명의 이슬람 보병대와 단 500명으로 구성된 영국군 부대 사이에 전투가 벌어졌다. 압달라히 이븐 무하마드(Abdullah Ibn Mohammed, 1846~1899년)가 지휘하는 용맹한 이슬람 경무장 보병대의 선두가 칼을 휘두르며 적진 수백 미터 앞까지 돌격해 들어갔을 때였다. 콩 볶는 듯한 발사음과 함께 6정의 기관총이 불을 뿜었고 끊임없이 쏟아지는 총탄은 영국군 진지 둘레에 시체의 산을 쌓기 시작했다. …… 불과 40분 동안의 전투에서 이슬람 보병대는 1만 명이 넘는 희생자를 내었고 얼마 남지 않은 생존자도 공포에 떨며 사방으로 흩어져 버렸다. 실로 엄청난 학살이었다.

많은 총알을 한꺼번에 쏘는 총을 발명하려는 시도는 실로 역사가 유구하다. 아이디어 측면에서 보면 기관총 발명의 원조는 15세기의 천재 레오나르도 다 빈치(Leonardo da Vinci, 1452~1519년)라고도 한다. 그러나 실전 사용이 가능한 기관총의 탄생은 19세기 중반의 일이었다. 여러 모델 중에서도 현대적 기관총의 요소인 빠른 발사 속도와 자동 장탄이라는 두 가지 조건을 처음으로 만족시킨 것은 1866년 미국 육군이 채택한 리처드 개틀링(Richard Gatling, 1818~1906년)의 기관총이다. 서부 영화에 가끔 등장하는 이 총은 총신이 6개 달려 손으로 손잡이를 돌리면 총탄이 연속해서 발사되도록 고안되어 있다.

그런데 최초의 실용적인 기관총을 발명한 개틀링은 원래 오하이오 의과 대학을 졸업한 의사였다. 미국 노스캐롤라이나 주 허트포드 카운티에서 발명가의 아들로 태어난 그는 21세 때 증기선에 쓰이는 스크루 프로펠러를 발명하기도 했는데, 천연두에 관심이 있어 의과 대학을 졸업한 후 의업을 포기하고 발명가의 길을 택했다는 조금 색다른 사람이었다.

개틀링은 1861년 이 총의 특허를 얻고 이듬해에는 회사를 만들어 순조롭게 사업을 확장해 나갔다. 기관총은 고전적인 육상 전투의 개념이나 방식을 획기적으로 바꿀 전혀 새로운 무기였으므로 1880년대에 세계 각국의 군대는 그의 기관총을 앞다투어 구입했다. 그러나 이 총은 값이 너무 비싼데다 무거운 것이 단점이었다. 미국 남북 전쟁 이후 한때 시장을 석권했던 개틀링의 기관총은, 영국의 하이럼 맥심(Hiram Maxim, 1840~1916년)이 1883년에 발명한, 더욱 성능이 향상된 기관총으로 대체되고 말았다. 총알을 발사할 때 생기는 가스의 반동으로 자동 장전되는 이 기관총이 바로 옴두르만 전투에서 사용된 맥심 기관총이었다.

그런데 개틀링이 기관총을 개발하게 된 이유는 전쟁터에서 사망하는 군인의 상당수가 총 때문이 아니라 병으로 죽는다는 사실을 알고 나서였다. 남북 전쟁에서는 약 60만 명의 병사가 죽었는데 전투 중 사망은 30~35퍼센트에 불과했다. 이 수치는 직전에 있었던 멕시코 전쟁보다는 상당히 개선된 것이기는 했으나, 콜레라나 열병 같은 질병이나 사고로 인한 사망이 여전히 대부분을 차지하고 있었다. 의학을 공부한 그로서는 군인의 전투 중 사망은 어쩔 수 없다고 지더라도 질병사는 전혀 무의미한 것이라는 느낌을 지울 수가 없었다. 많은 병사가 집단으로 모여 있기 때문에 불필요한 사망자가 늘어난다는 것이 그의 판단이었다. 1877년에 그는 "내가 만약 혼자서 100명분의 전투력을 발휘하는 기계를 발명한다면, 많은 인원으로 구성된 군대의 필요성이 없어질 것이고, 결과적으로 희생자의 수를 크게 줄일 수 있을 것으로 생각했다."라고 기관총을 발명한 의사로서의 변명이 섞인, 개인적인 소회를 밝혔다.

　　인디애나폴리스의 개틀링 총기 회사는 1897년 콜트 총기 회사에 합병되었지만, 개틀링형 기관총은 아직도 많은 비행기와 헬리콥터, 이지스 함의 근접 방어 무기 체계 등에 장착되어 사용되고 있다.

36장

유아식을 개발한 화학자

앙리 네슬레

18세기 후반 유럽의 신생아에게 가장 큰 위협은 유모라는 직업이었다. 많은 여성이 유모가 되기 위해 자기가 낳은 아기를 내다 버렸던 것이다. 가난한 도시 지역에서는 자기 아이를 직접 돌보는 어머니의 비율이 3퍼센트에 불과할 정도였다. 버려진 아기들은 기아 보호소에 수용되어 1년 이내에 절반 이상이 사망했다.

모유 수유가 아닌 다른 비도덕적인 이유에서 유모를 고용하는 가정도 있었다. 어떤 집은 아기를 아무도 모르게 시골로 데리고 가는 조건으로 유모를 고용했다. 심지어는 아기를 죽이는 방편으로 이용하기도 했다. 예를 들어, 원하지 않은 임신으로 태어난 아기들은 '의도적으로 부주의한' 유모에 깔려 질식해 죽었다. 법적으로 별문제가 되지 않는 살인이었다. 이탈리아에서는 이런 죽음을 막기 위해 아기가 밤에 유모와 같이 잘 때는 새장처럼 생긴 장치 속에 두기를 권장하기도 했다.

유럽 열강이 전 세계에 식민지를 개척하던 19세기에도 이러한 상황은 별로 개선되지 않고 있었다. 그러나 각국의 지도자는 점차 강력한 군대를 유지할 일정 수준 이상의 인구가 국가 경영에 꼭 필요함을 깨닫기 시작했다. 이 시기 프랑스에서는 "낮은 출생수, 그리고 출생 후 1년 이내에 보이는 높은 유아 사망률은 국력과 국가의 장래에 중대한 장애를 초래할 것"이라는 주장이 나왔고, 반면 독일에서는 국가 전체로 보면 "병약한 아이는 어렸을 때 미리 도태시키는 것이 좋다."라는 비윤리적인 의견도 제기되었다. 그런데 그들의 목표인 부국강병을 이루려면 일단 아기를 많이 낳아야 했다. 그리고 모유를 먹을 수 없는 아이라도 건강하게 키워 낼 효과적인 인공 영양 식품이 필요했다.

이러한 사회적 분위기를 바탕으로 모유를 대체할 수 있는 현대적 인공 영양 식품을 세계 최초로 개발한 사람이 독일의 유스투스 폰 리비히(Justus von Liebig, 1803~1873년)였다. 식품을 탄수화물, 지방, 단백질로 구분한 것으로 유명한 이 화학자는 모유와 우유의 성분을 비교 분석한 후 1867년에 '맥아유(wheat germ)'라는 유아식을 개발했는데 사람들은 이를 "리비히 식품"이라고 불렀다. 이를 계기로 우유에 설탕과 크림을 첨가해 모유에 가깝게 조절한 인공 영양 식품이 쏟아져 나오게 되었다.

같은 해, 독일 태생으로 스위스에 살던 약사 겸 발명가 앙리 네슬레(Henri Nestlé, 1814~1890년)는 조산한 이웃집 부인이 심하게 아파서 모유를 먹이지 못한 아기를 자신이 세계 최초로 개발한 유아용 제조 분유 '파리네 락테(Farine Lactée)'[1]로 살려냈다고 주장하며 사업을 시작했다. 일하는 여성이 점점 늘어나고 유모를 구하기도 어려워지는 시대적 흐름 속에서 《미국 의학 협회 저널(*Journal of the American Medical Association, JAMA*)》까지 선전 매체로 이용하는 사업 수완을 구사해 큰 성공을 거둔 그는 1874년 거액을 받고 경영권을 넘겼지만, 네슬레 사는 그 후로도 여러 식품 회사를 흡수 합병하며 성장해 오늘날 세계적인 기업이 되었다.

새로운 인공 영양 식품은 여러 가지 사연으로 모유를 먹지 못했던 수많은 아기의 건강을 지키는 데 크게 공헌했다. 그러나 일부 역사가의 견해를 따르자면, 이 발명이 어머니들에게 달갑지 않은 약간의 부작용을 초래한 것도 부인하기 어렵다. 더 많은 어머니가 '일터로 내몰리게' 되었기 때문이다.

37장

"너희만 가서 창피를 당하고 와라."

루이 파스퇴르의 진실

루이 파스퇴르는 원래 광학 이성질체의 존재를 처음으로 밝힌 촉망받던 화학자였으나 세균의 자연 발생설을 부정하는 실험을 계기로 주로 현실적인 문제를 해결하기 위한 생명 과학 연구에 몰두하게 되었다. 그는 포도주의 맛과 향기를 지키며 장기간 보관을 가능하게 하는 저온 살균법을 고안했고, 누에에 유행하던 미립자병의 병원균을 밝혀내고 그 예방법을 마련했으며, 양의 유행병인 탄저병의 예방 백신을 개발하는 등 연구마다 눈부신 성공을 거두어 프랑스 역사상 최고의 과학자라는 평판을 얻었다.

그의 여러 업적 중에서도 파스퇴르를 가장 유명하게 한 것은 1881년에 있었던 탄저병 접종 실험이었다. 이 실험은 파스퇴르가 개발했다는 탄저병 예방 백신의 효과를 공개적으로 증명하자는《수의

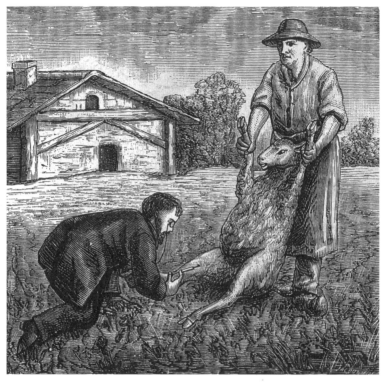

양에게 탄저병 백신을 주사하고 있는 파스퇴르.

사회보(*la Presse Vétérinaire*)》 편집자 히폴리트 로시뇰(Hippolyte Rossignol, 1837~1919년)의 도전에 응한, 내기에 가까운 것이었다. 파스퇴르와 로시뇰이 서명한 합의서의 내용은 양 50마리를 25마리씩 두 군으로 나누어 그중 한 군에 예방 접종을 시행하고 약 2주 후에 모든 양에게 독성이 강한 탄저균을 주사해 경과를 관찰한다는 것이었다. 장소는 로시뇰 소유의 목장으로 정해졌는데 거기에는 소도 10마리 준비되어 있었다.

5월 5일 많은 관중이 지켜보는 가운데 양 25마리, 소 5마리에 대한 예방 접종이 시행되었다. 파스퇴르도 피에르 루(Pierre Roux, 1853~1933년)를 비롯한 제자들과 함께 대중 앞에 모습을 나타냈다. 12일 후인 5월 17일에는 (당초 합의와는 달리) 좀 더 강력한 백신을 사용해 두 번째 접종이 시행되었고 5월 31일에 모든 동물에 치사량의 탄저균을 주사했다. 6월 1일, 예방 접종을 한 동물을 포함해 모든 동물이 죽어 가고 있다는 실망스러운 전보를 받은 파스퇴르는 제자들에게 "전부 너희 잘못"이라며 "너희만 가서 사람들 앞에서 창피를 당하고 오라."라고 화를 냈다. 그러나 다음 날 새벽 예방 접종을 한 동물이 거의 다 살아나고 있다는 연락을 받자 그는 갑자기 자신이 직접 언론과 인터뷰하기로 예정을 바꾸었다고 한다. 6월 2일 로시뇰의 목장에 몰려온 관중은 예방 접종을 받은 동물이 모두 생존한 것을 목격하게 된다. 실험이 완벽하게 성공했던 것이다. 언론은 이를 대서특필했고 파스퇴르는 축산 농가의 구세주로 떠받들어졌다. 이 공적으로 파스퇴르는 레지옹 도뇌르 훈장[1]을 받았고 프랑스 학술원 정회원이 되었다.

나중에 밝혀진 일이지만, 탄저병 백신은 그의 업적이 아니었다. 진짜 발명자는 앙리 투상(Henry Toussaint, 1847~1890년)이라는 수의사였다. 파스퇴르가 공개 실험에 사용한 백신은 제자들이 투상의 제조법대로 만든 것이었다. 그러나 이미 대중의 우상이 되어 승승장구했던 파스퇴르는 언론을 교묘히 이용해서 진실을 호도하는 데에도 뛰어난 수완을 보였다. 심지어 파스퇴르는 자기 아이디어를 훔쳐 갔다며 투상에게 적반하장격인 비난을 퍼붓기도 했다. 결국 누가 이 탄저병 백신의 진정한 개발자였는가 하는 논란에 얽힌 진상은 오랫동안 소수만 아는 '불편한 진실'로 취급되다 최근에야 세상에 알려지게 되었다. (요즘에는 파스퇴르를 "이기적이고, 선구자나 동시대 다른 과학자의 업적을 인정하지 않았으며, 때로 부정직하고 뻔뻔했던 홍보 전문가."라고 혹평하는 역사가도 있다.)

어쨌거나 프랑스 정부는 19세기 자국의 3대 산업이던 포도주, 비단, 양모의 전 분야가 파스퇴르 덕분에 파멸의 위기에서 벗어나게 되었다고 판단했고, 감사의 표시로 그의 이름을 딴 연구소를 설립했다. 파스퇴르 연구소에서 그와 함께 일했던 제자 중에는 대식 세포의 기능을 밝힌 일리야 메치니코프(Ilya Mechnikov, 1845~1916년), 디프테리아 항독소를 개발한 피에르 루, 페스트의 원인균을 밝힌 알렉상드르 예르생(Alexandre Yersin, 1863~1943년) 등이 있었다.

성격적인 단점이 조금 있었지만 루이 파스퇴르는 실험을 위한 실험 대신 실제 성과를 낼 수 있는 실험을 계획하는 뛰어난 통찰력과 실행 능력을 겸비한 위대한 과학자였다. 그는 허리도 다 펴지 못할 정도로 천장이 낮고 시설도 열악했던 낡은 실험실에서 생명의 자연 발생설을 부정하는 업적을 이루었으며, 병원성을 약하게 한 닭 콜레라균을 주사해 질병을 예방하는 방법을 고안했고, 만년에는 광견병 예방 접종을 시행해 후일 면역학이라고 불릴 의학의 신 분야를 개척한 선구자였다.

38장

젊어서는 자살,
늙어서는 장수를
꿈꾸다

일리야 메치니코프

대식 세포를 최초로 발견해 면역학 기초 확립에 공헌한 메치니코프는 1845년 우크라이나의 유대 인 가정에서 태어났다. 그는 폴란드 야기에우워 대학교[1]에서 생물학을 전공했는데, 학창 시절 강의에는 거의 출석하지 않다가도 시험 날만 되면 언제나 최고 점수를 받으면서 2년 만에 전체 과정을 마쳤다는 전설을 남겼다. 집안이 부유해서 당시로는 비싸고 귀한 장비였던 현미경을 개인적으로 장만할 수 있었던 덕분이기도 하지만, 그는 학생 때에 이미, 그것도 독학으로, 수 편의 논문을 발표한 천재였다.

그는 건강이 좋지 않은 편이었다. 일찍이 두통과 신경 쇠약에 시달렸던 그는 24세 때 자신을 간호해 주던 아가씨와 결혼했는데, 심한 폐결핵을 앓았던 신부는 결혼식을 의자에 앉아 진행해야 할 정도로 쇠약한 상태였다. 얼마 지나지 않아 그녀가 죽자 슬픔에 젖은 메치니코프는 모르핀(morphine)으로 자살을 기도했으나 성공하지 못했다.

그의 두 번째 자살 시도는 좌익 사상가로 몰려 우크라이나 오데사 대학교 강사직을 잃었을 때였다. 미수에 그친 자살 소동 이후 지치고 실망한 그는 심신을 요양할 겸 갓 결혼한 젊은 부인과 함께 이탈리아 시칠리아 섬으로 떠났다. 그곳에서 해양 생물학 연구에 몰두하던 중, 어느 날 그는 장미 가시가 꽂힌 불가사리를 현미경으로 관찰하다가 아메바처럼 생긴 세포들이 가시 끝에 모여 붙는 것을 발견했다. 이것은 대식 세포 발견이라는 필생의 업적으로 이어지는 직접적인 계기였다. 뒤늦게 의학이라는 전혀 생소한 분야에 뛰어든 셈이었지만, 메치니코프는 곧 대식 세포로 인한 세균 탐식설을 정립했고, 이 사실을 빈의 동물학 교수인 병리학자 카를 프리드리히 클라우스(Carl Friedrich Claus, 1835~1899년)를 통해 의학계에 보고했다. (이 세포를 그리스 어로 "먹는다."라는 뜻인 파고시테(phagocyte), 즉 식세포라고 이름 붙인 이가 클라우스였다.)

이 발견으로 명성을 얻은 메치니코프는 오데사 대학교 교수로 금의환향했다. 시민들은 프랑스 파스퇴르 연구소를 본받자며 모금을 벌여 그에게 새 연구소를 지어 주었다. 그러나 메치니코프가 백혈구나 대식 세포의 기능을 강화해 러시아의 모든 전염병을 없애 주리라고 믿었던 대중의 기대는 빗나가고 말았다. 연구소에서 만든 탄저병 예방 백신을 맞은 양 수만 마리가 죽는 사건이 터졌던 것이다. 메치니코프는 또다시 도망치듯 러시아를 떠나야 했다. 그를 받아 준 사람은

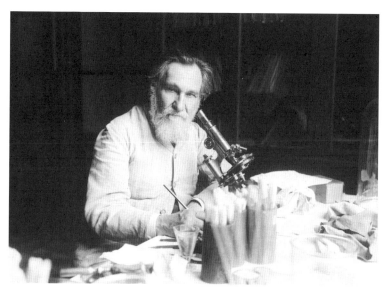

말년의 메치니코프.

같은 사고를 경험했던 면역학의 창시자 파스퇴르였다.

　　파스퇴르 연구소에서 지낸 그의 말년은 행복했다. 60세가 넘어 결혼한 세 번째 처는 막대한 유산을 상속했고, 그는 1908년에 대식 세포로 인한 세포 면역설로 노벨 생리·의학상을 받았다. 편안한 삶을 즐길 수 있게 된 메치니코프는 이즈음부터 인간의 수명 연장 연구에 관심을 가졌다. 당시는 노화에 따른 죽음의 공통적인 원인이 동맥 경화라는 새로운 학설이 힘을 얻고 있을 때였다. 그는 불가리아 장수촌에서 힌트를 얻어 그들이 즐겨 마신다는 요구르트의 유산균 연구에 몰두했다. 요구르트의 유산균이 유독한 장내 세균을 없애 동맥 경화를 예방한다는, 좀 비약되긴 하지만 얼핏 들으면 그럴듯한 그의 가설이었다.

　그러나 결과적으로 그가 바라던 '생명 연장의 꿈'은 이루어지지 않았다. 장수를 위해 락토바실러스 불가리스(*Lactobacillus bulgaricus*)[2] 배양액을 매일 하루에 서너 번씩 마셨다는 메치니코프는 1916년 71세를 일기로 사망했다.

39장 죽음의 인체 실험

월터 리드

원래 아프리카 풍토병이었던 황열은 노예 무역과 더불어 신세계로 옮겨 갔다. 19세기 후반 미국에서만 약 9만 명의 희생자를 낸 이 병을 모기가 전파한다는 가설을 처음 확립한 인물은 프랑스 인과 스코틀랜드 인 부모 사이에서 태어난 쿠바 의사 카를로스 핀레이(Carlos Finlay, 1833~1915년)였다. 그는 미국 필라델피아의 토머스 제퍼슨 의과 대학을 졸업한 후 파리 연수를 거쳐 아바나에 정착했는데, 1881년에 모기가 황열을 전파한다는 것을 처음으로 주장했고, 1년 후에는 모기의 종을 이집트숲모기(*Aedes aegypti*)로 추측하면서 병을 예방하려면 이 모기를 구제해야 한다고 권고했다.

　　이 가설을 증명한 것이 황열의 원인균을 밝히기 위해 쿠바의 미군 기지에 파견된 월터 리드(Walter Reed, 1851~1902년) 소령이었다.

171

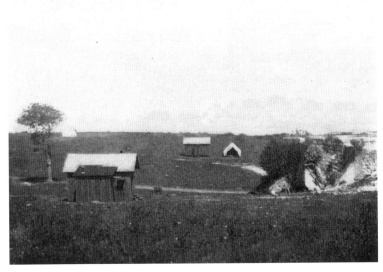

월터 리드가 '모기 방'(왼쪽), '의류 방'(오른쪽)으로 나누어 황열의 원인을 검증했던 쿠바의 미군 기지 캠프 라자르.

1900년 아바나에 도착했을 때만 해도 리드는 황열이 장티푸스와 비슷하게 직접 전염된다고 생각했고, 이 균을 찾는 것이 주된 임무라고 여기고 있었다. 그러나 바이러스가 원인인 황열에서 세균을 찾기란 애당초 무리였다. 결국 리드는 20년 전에 발표된 핀레이의 모기 매개 전염설을 검토해 보자는 권고를 받아들여 원인균보다는 병의 전염 경로를 검토하는 쪽으로 방향을 틀었다.

그는 군인답게 병사와 스페인에서 이민 온 사람들을 대상으로 지원자를 모집해 대단히 용감한(?) 인체 실험을 강행했다. 모기를 채집해 환자의 피를 빨게 한 다음 지원자를 물게 하거나, 환자의 혈액을 직접 지원자에게 주사해 발병을 유도하는 실험이었다. 그는 이 방법으로 지원자 중 14명이나 황열에 걸리게 하는 데 성공했다.

그는 실험을 시작하기 전에 그 위험성에 관해 설명하고, 군인이 아닌 사람에게는 실험에 참여하는 대가로 100달러어치의 금을 지급하되, 만약 황열에 걸리면 100달러를 더 주기로 하는 계약서를 작성했다. 이는 미군이 인체 대상 실험에 채택한 최초의 계약서였다.

실험 과정에서 리드의 동료인 제시 라지어(Jesse Lazear, 1866~1900년)가 황열로 사망하는 등 우여곡절이 있었지만, 여러 사람의 목숨을 건 실험으로 이 질병의 전파에 모기가 관여함이 입증되었다. 곧 대대적인 모기 박멸 작업이 개시되었고 수개월 만에 쿠바 기지의 황열 사망자는 극적으로 감소했다.

당시 아직 의학계의 변방이었던 미국은 이 쾌거에 열광했다. 리드 본인은 핀레이의 업적을 분명히 인정했지만, 언론은 마치 리드가 혼자서 모기가 황열을 옮긴다는 엄청난 사실을 처음 발견한 양 호들갑을 떨었다. 1902년 막창자꼬리염(충수염)으로 타계한 리드는 국민적 영웅으로 추대되었고, 월터 리드 육군 병원에 자신의 이름을 남겼다.

핀레이는 1902년과 1909년 사이에 쿠바의 의료 행정 책임자를 역임했으며, 1908년에는 프랑스로부터 레지옹 도뇌르 훈장을 받았다. 그는 7번이나 노벨 생리·의학상 후보로 추천되었지만 상을 받지 못했다.

40장

자기 심장에
직접 관을 꽂다

베르너 포르스만

1928년, 베를린에서 32킬로미터 떨어진 작은 독일 마을 에베르스발데의 젊은 의사 베르너 포르스만(Werner Forßmann, 1904~1979년)은 65년 전 출판된 프랑스의 의학 저널에서 흥미로운 논문을 발견했다. 리옹의 수의학과 교수 오귀스트 쇼보(Auguste Chauveau, 1827~1917년)와 에티엔쥘 마레(Étienne-Jules Marey, 1830~1904년)라는 파리의 연구자가 말의 목정맥을 통해 좌심실까지 튜브를 넣어 심장을 진찰하는 그림이 첨부된 이 논문은 청진이나 타진, 맥진만으로는 알 수 없는 심장의 정보를 얻는 새로운 수단을 보여 주고 있었다. 논문에 따르면 검사 후 말의 건강에는 이상이 없었다. 연구열에 불타던 그는 사람에게도 이 검사가 가능하다고 판단하고 인체에 심장 카테터(굴절이 가능한 튜브)를 삽입하는 실험을 계획했다.

혹시 위험한 일이 생길 수도 있었으므로 최초의 실험 대상은 당연히 포르스만 자신이었다. 인체 실험을 금지하는 병원의 방침을 어기고 몰래 준비를 마친 그는 많은 직원이 낮잠을 자는 어느 여름날 오후 1시경, 동료 간호사 게르다 디첸(Gerda Ditzen)의 도움을 받아 자신의 팔 안쪽 정맥을 통해 심장 쪽으로 64센티미터까지 카테터를 집어넣는 데 성공했다. 그는 팔에 카테터를 꽂은 채 두 층 아래에 있는 뢴트겐실로 달려 내려가 사진을 찍었다. 필름을 현상한 결과 심장 속에 자리 잡은 카테터 끝이 분명히 보였다.

1929년 10월 포르스만은 응급 상황에서 심장에 직접 약물을 전달하는 수단으로 심장 카테터법이 유용하다는 논문을 발표했다. 세계 최초로 인간의 심장에 카테터를 꽂은 그의 논문은 11월 4일자《뉴욕 타임스》에 기사화될 정도로 세계적인 주목을 받았다.

실험의 성공으로 사기가 오른 포르스만은 당시 베를린 샤리테 병원이 자랑하던 세계 최고의 흉부 외과 의사 페르디난트 자우어부르흐(Ferdinand Sauerbruch, 1875~1951년) 교수의 실험실로 자리를 옮겼다. 그러나 완고하고 권위적인 교수와 아부를 일삼는 동료들의 정치적인 태도는 그를 좌절시켰다. 모처럼 제대로 된 연구를 해 보겠다며 큰 뜻을 품고 상경했던 그는 1개월 만에 해고당하고 말았다. 몹시 실망한 그는 연구의 꿈을 완전히 접고 베를린을 떠나 비뇨기과로 전공을 바꾸어 평범한 임상가로서의 삶을 살았다.

한편 포르스만의 논문을 읽은 뉴욕의 디킨슨 리처즈(Dickinson Richards, 1895~1973년)와 앙드레 쿠르낭(André Cournand, 1895~1988년)

은 1933년부터 공동 연구를 개시했다. 그들은 심장 카테터법을 이용해 지금까지 알려지지 않았던 심장 내 부위별 혈액 산소 농도, 이산화탄소 농도, 산성도 등과 같은 생리학적 데이터를 수집하고 분석했다. 이들의 연구는 심장 생리학 분야에서 획기적인 발전을 이룩했을 뿐 아니라 심장 질환의 진단에 새로운 지평을 열었다. 쿠르낭은 1941년에 발표한 자신들의 논문에서 이 연구의 선구자가 포르스만임을 명시했다.

세월이 흐른 1956년의 어느 날 저녁, 한 클럽에서 여가를 즐기던 51세의 포르스만은 장거리 전화가 걸려왔다는 전갈에 서둘러 귀가했다. 전화의 내용은 놀랍게도 자신이 리처즈, 쿠르낭과 함께 노벨 생리·의학상의 공동 수상자로 선정되었다는 것이었다. 후일 그는 당시의 감격을 "마치 시골 마을의 사제가 하루아침에 추기경에 임명된 것 같았다."라고 회상했다.

죽음의 천사

요제프 멩겔레

41장

제2차 세계 대전 중 나치 독일의 일부 의사는 국익이라는 명분 아래 장애인, 정신병 환자, 혼수 상태의 환자를 죽이는 히틀러의 계획에 적극적으로 참가했다. 저명한 의과 대학 교수도 인종적으로 열등한 민족의 박멸을 지지했으며 어떤 이들은 강제 수용소에서 이루어진 대량학살에 관여했다. 이 '히틀러의 의사들' 중에서도 가장 악질이었던 인물이 바로 요제프 멩겔레(Josef Mengele, 1911~1979년)였다.

멩겔레는 성공한 사업가의 3형제 중 장남으로 태어났고, 가톨릭 신자였으며, 지능이 평균 이상이기는 했지만 노력형인 모범생이었다. 젊은 시절의 요제프는 의과 대학의 교수로 출세해 보려는 명예욕에 불타는 의학도였다. 그는 성공하기 위해 나치의 열렬한 추종자가 되었으며 학문적으로도 당시의 정치적 흐름에 맞는 연구 방향을

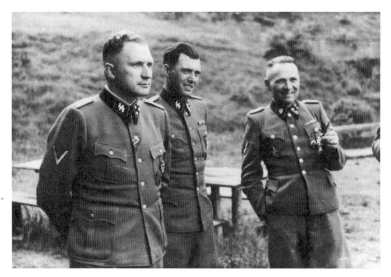

(오른쪽부터) 1943년까지 수용소 소장을 맡았던 루돌프 퇴스(Rudolf Höss, 1901~1947년), 요제프 멩겔레, 1944~1945년 동안 수용소 소장을 맡은 리처드 베어(Richard Baer, 1911~1963년)

설정했다. 그의 박사 논문은 「네 인종에서 턱 부위의 형태학적 검증 (Rassehmorphologische Untersuchung des vorderen Unterkieferabschnittes bei vier rassischen Gruppen)」이었다. 1934년에는 교수의 딸과 결혼하는데 이 역시 교수가 되기 위한 포석으로 생각된다.

군의관이 된 멩겔레는 1943년에 아우슈비츠에 부임했다. 그가 '죽음의 천사'라는 별명을 얻게 되는 것은 그가 여기서 21개월 동안 벌인 행적 때문이었다. 그는 화물 열차에 가득 실려 오는 유대 인을 강제 노동이나 의학 실험을 위해 잠시 살려 둘 것인지, 아니면 바로 가스실로 보낼 것인지를 결정하는 임무를 맡았다. 그가 채찍으로 가볍게 손목을 치는 사람은 잠시 목숨을 연장할 수 있었지만, 생각만 해도 몸서리가 쳐지는 끔찍한 인체 실험에 사용되었다. 그는 감시가 소홀한 틈을 타 도망치다 잡혀 온 유대 인 소년 300명을 큰 웅덩이 속에 넣고 휘발유를 끼얹어 산 채로 불태워 죽이면서도 눈 한 번 깜짝하지 않았던 비정한 인물이었다.

그가 가장 관심을 가졌던 주제는 일란성 쌍생아 연구였는데, 유전적 성질이 동일한 인간을 비교하는 논문을 쓰고 싶었기 때문이었다. 그는 푸른 눈동자를 만든다며 파란색 물감을 눈에 주사하기도 했고, 쌍생아를 낳는 성질이 유전하는지 보기 위해 남녀 쌍생아에게 성교를 강제하기도 했다. 또 혈액을 서로 바꾸어 넣는다든가 쌍생아끼리 등을 외과적으로 접합시켜 샴쌍생아를 만들기도 했다. 그는 150쌍에서 200쌍의 쌍생아를 실험에 사용했는데 이들은 실험 후 모두 죽임을 당했다.

약 40만 명의 죽음에 관여한 것으로 알려지는 멩겔레는 끝내 자신의 행위를 반성하지 않았다. 유대 인은 어차피 죽을 운명인데 의학과 자신의 출세를 위해 사용하는 게 뭐가 문제냐는 식이었다. 그는 소련군이 아우슈비츠를 해방하기 직전에 도망쳐 남아메리카로 피신했다. 34년 동안이나 추적자를 따돌리며 비교적 자유롭게 생활하던 그는 1979년 브라질에서 바다 수영을 즐기다 뇌졸중 발작으로 익사했다. 그의 죽음은 1985년에야 세상에 알려졌고 1992년에 미국, 독일, 브라질 정부가 공동으로 시행한 DNA 검사로 신원이 확인되었다.

전쟁이 끝난 후 몇몇 독일 의사는 자신이 "단지 명령을 따랐을 뿐으로, 그런 실험은 전시 상황에서 불가결했으며 다른 나라도 유사한 실험을 했다."라고 항변했다. 그러나 뉘른베르크 전범 재판의 재판관은 이들의 유죄를 인정하면서 포로를 사용한 실험을 허용하는 10가지 원칙을 제시했다. 후일 '뉘른베르크 강령'이라고 불리게 된 이 원칙의 가장 중요한 구절은 "어떠한 실험이라도 피시험자들이 자유로운 상황에서 참여 여부에 동의할 때에만 허용된다."라는 것이었다.

42장

의사가 치매에
걸렸을 때

페르디난트 자우어부르흐

베를린 샤리테 병원의 교수 페르디난트 자우어부르흐는 뛰어난 외과 의사였다. 그는 음압 장치를 개발, 이전까지는 엄두도 내지 못하던 가슴 속 장기의 수술을 가능케 했다. 또 폐결핵에 인공 기흉법을 도입한 후 폐엽 절제를 시도해 폐결핵의 외과적 치료를 개척한 것이나, 최초로 심장바깥막 절제술에 성공한 것 등은 근대 흉부 외과학을 확립한 공로자라는 평가를 받기에 손색없는 훌륭한 업적이었다. 당시 그가 저술한 흉부 외과학 교과서는 전 세계의 의사에게 큰 영향을 미쳤다.

　　제2차 세계 대전이 끝나갈 무렵 자우어브루흐는 세계 외과학계의 거두로서 인생의 정점에 도달해 있었다. 평소 감정의 기복이 심하고 화를 잘 내기는 했지만 한편으로는 자비심 깊고 매력적이던 그를 동료들이 무언가 이상하다고 느끼기 시작한 것은 이즈음이었다.

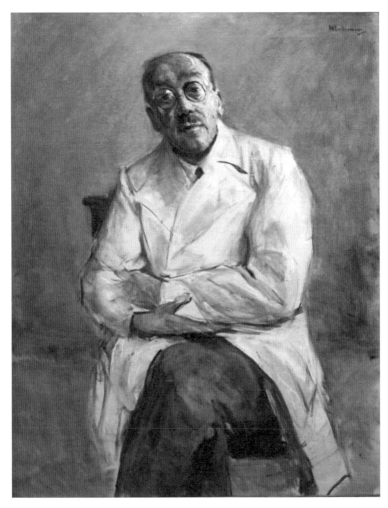

막스 리버만(Max Lieberman, 1847~1935년)이 1932년에 그린 자우어부르흐의 초상화.

하루는 지라 절제술을 집도하던 자우어부르흐가 지라동맥을 결찰하기도 전에 지혈 집게를 풀어 버려서 출혈로 환자가 사망하는 일이 일어났다. 현장에 있던 사람들은 깜짝 놀랐으나 의료계의 권위주의와 자우어부르흐에 대한 존경심은 이들로 하여금 이 사건을 비밀에 부치게 했다. 그러나 이후로도 유사한 사건이 반복되었고 환자는 자꾸 죽어 갔다. 자우어부르흐의 조수들은 복잡하거나 위험한 수술은 되도록 다른 의사에게 받는 게 좋겠다고 환자를 설득했지만, 불행하게도 세속의 평판을 맹신했던 그들은 그에게 수술받기를 고집했다.

점차 증세가 심해진 자우어부르흐는 간헐적으로 지적 능력을 상실했고 증상이 나타날 때면 자신의 행동을 전혀 인식하지 못하는 듯했다. 자우어브루흐도 자신이 수술하는 환자들이 많이 죽는다는 사실은 깨닫고 있었지만, 원래 위중한 상태였으므로 사망률이 높을 수밖에 없다며 자신을 합리화하고 있었다.

제2차 세계 대전 종전 후에도, 서방 세계로 가지 않고 동독에 남은 유일한 명의를 감싸고도는 병원 당국 때문에 자우어브루흐의 위험한 수술은 한동안 계속되었다. 그러던 어느 날 희귀한 종류의 장암에 걸린 소년을 수술하던 자우어브루흐가 종양 부분을 절제한 다음 끊어진 장을 서로 이어 주지 않고 각각의 끝을 따로따로 봉합해 버리는 일이 일어났다. 조수들은 그 소년의 병이 워낙 악성이라서 수술이 성공했다 하더라도 어차피 오래 살기 어려웠다는 이유로 이 사건을 문제 삼지 않았다.

그러나 우연한 경로로 이 일을 알게 된 정부 당국이 진상 파악을 위해 조사관을 파견함으로서 샤리테 병원의 비밀은 세상에 밝혀지게 되었다. 조수들은 자기들의 교수를 고발하는 일에 협조하지 않았지만, 조사관은 부검 소견서에서 자우어브루흐의 행위를 확인할 수 있었고 사건의 전말을 상부에 보고했다. 문제의 심각성을 깨달은 당국은 의료 윤리보다는 나라의 체면을 우선적으로 고려하는 결정을 내렸다. 사실을 낱낱이 밝혀 보았자 국익에 도움이 되지 않으므로, 모든 일을 덮어 둔 채 그를 명예롭게 은퇴시키기로 한 것이었다.

그해에 동독 교육부는 종신 교수제를 폐지하고 정년제를 도입해 노교수의 명예 퇴직을 유도했다. 마지못해 사퇴서에 서명한 자우어브루흐는 은퇴 후에도 사립 병원을 전전하며 엉뚱한 수술을 집도했다고 한다.

43장

42년 걸린 증명

브래드포드 힐

유럽 성인 남자의 90퍼센트가 담배를 피웠던 1947년, 영국 정부는 지난 25년간 폐암이 15배나 증가한 놀라운 현상이 흡연과 관련이 있는지 알아보기 위해, 의학 통계학의 권위자 브래드포드 힐(Bradford Hill, 1897~1991년)에게 조사를 의뢰했다.

　　원래 흡연과 폐암과 관계는 1939년 퀼른 대학교의 프란츠 뮐러(Franz Mueller, 1914년~?)가 최초로 주장한 바 있었다. 그러나 의학계는 이 연구가 흡연을 병적으로 싫어하는 독재자 히틀러의 영향 아래이루어져 신뢰할 수가 없다며 받아들이지 않았다. 처음에는 브래드포드 박사의 연구진도 폐암의 원인이 새로 발명된 자동차의 배기 가스나 도로 포장에 쓴 타르가 아닐까 생각했을 정도로, 당시는 오랫동안당연히 여겼던 흡연이 질병과 관련이 있다고는 아무도 상상조차 못했던 시절이었다.

여하튼 거의 모든 이가 담배를 피우는 사회에서 흡연이 폐암을 유발한다는 가설을 증명하기란 쉬운 일이 아니었다. 암에 걸린 사람이나 걸리지 않은 사람 모두가 담배를 피우고 있었기 때문에, 폐암에 걸린 흡연자와 비흡연자를 구분해 비교하는 연구가 불가능한 점이 문제였다. 고심 끝에 연구진은 흡연량과 폐암의 관계, 즉 담배를 많이 피운 사람이 적게 피운 사람보다 폐암으로 죽는 확률이 높은지를 조사하는 작업에 들어갔다.

연구진은 1948년 4월부터 런던의 20개 병원에서 통보해 오는 각종 암 환자와 면접 조사를 시행, 하루에 50개비 이상 담배를 피운 사람은 폐암에 걸릴 확률이 대조군에 비해 2배 이상 높다는 결론을 내렸다. 1950년 9월 30일, 마침내 이 연구의 결과가 《영국 의학 저널》에 실렸다. 그러나 전 국민의 생활 습관이 치명적인 폐암을 유발한다고 결론을 내리는 것은 보통 문제가 아니었다. 정부 당국은 실험을 더 해야 한다고 고집했다.

1951년 브래드포드는 새로운 장기 추적 관찰을 계획해 전국의 의사에게 협조를 요청했다. 당시 영국 의사 중 3분의 2에 해당하는 4만여 명이 기꺼이 조사에 응했고 그로부터 2년 6개월 후, 사망한 789명 중 폐암으로 죽은 의사는 36명으로 집계되었다. 통계학적 분석 결과 생전에 담배를 하루 25개비 이상 피운 사람이 1개비 이하를 피운 사람보다 2.3배나 폐암이 많았다. 이 뚜렷한 용량 – 반응 곡선은 흡연이 폐암과 관계가 있다는 움직일 수 없는 증거가 되었다.

다시 세월이 흘러 1993년까지 조사 대상 의사 중 약 2만 명이 사망했고, 그중 폐암 사망자는 883명에 이르렀다. 40년도 넘게 걸린 이 인체 실험의 최종 결론은 하루 25개비 이상 흡연하는 사람이 폐암으로 사망할 확률은 비흡연자보다 25배 높다는 것이었다.

　　이는 인류가 금연이라는 간단한 생활 습관의 변화만으로 암과 같은 무서운 병을 예방할 수 있다는 귀중한 교훈을 얻게 된 역사적인 실험이었다.

4부
무서운
의료

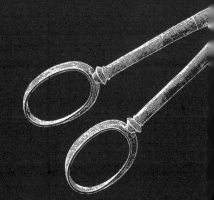

동종 요법이 큰 호응을 받았던 이유는 약을 한 번에 한 종류만, 그것도
극히 소량 사용한다는 점에 있었다. 다량의 피를 뽑는 방혈이나 아편과
포도주를 대량으로 투여하는 브라운의 치료법과는 달리 이 치료로
사망하는 환자는 극히 드물었기 때문이다. 다시 말해서 효과가 별로
없지만 부작용도 없었던 것이다. ─ 「전쟁보다 더 많은 사람을 죽인 치료법」에서

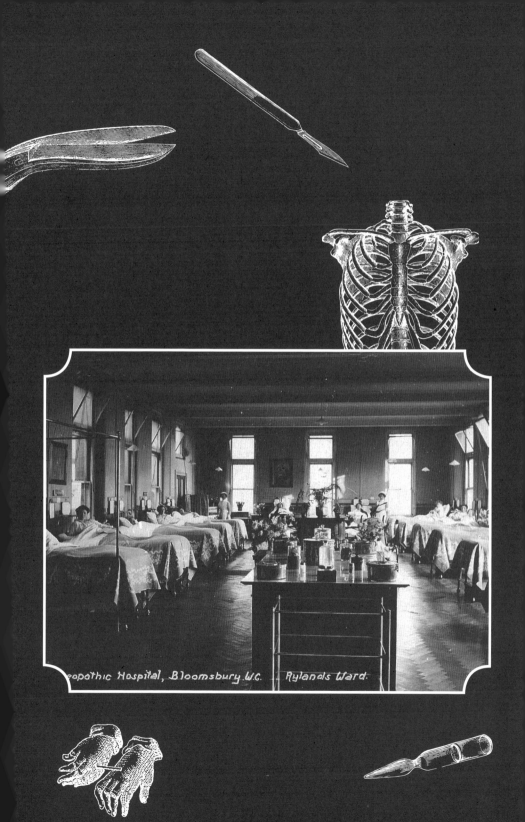

...eopathic Hospital, Bloomsbury W.C.   Rylands Ward.

44장

죽는 편이 나을지도

원시 마법 의사 되기

족장, 지도자, 학자, 무당, 마법사 등을 겸했던 원시 의료의 의사들은 마법적, 미신적 방법으로 질병을 진단했다. 당연한 일이지만, 한 사람이 부족 내에서 위에 열거한 모든 역할을 담당하려면 그에 걸맞은 교육 과정이 필요했다. 그러므로 의사가 되려는 자는 스승 밑에서 오랜 기간 훈련을 받는 것은 물론, 수련 후에도 특별한 시험을 통과해야 했다.

현대의 원시 부족을 연구해 고대 의학을 유추하려는 인류학자들의 연구를 살펴보면, 원시 부족의 마법 의사가 현재 대한민국의 의사보다 훨씬 어려운 수업과 시험 과정을 거치는 것 같다.

오스트레일리아 어느 부족의 의사 시험은 거의 사람을 광란 상태로 몰아가는 것이 특징이다. 먼저 수련을 끝낸 의사 후보자에게 휴식 시간을 주지 않고 무아 상태가 될 때까지 서 있거나 걸어 다니도록 한다. 그동안 음식은커녕 물 한 방울도 마시지 못하게 하는데 후보자는 결국 정신을 잃고 실신하게 된다. 시험관은 이 상태의 후보자에게 며칠에 걸쳐 최면을 거는데 그 내용은 후보자의 내장이 송두리째 새것으로 바뀌었다는 것이다. 즉 새롭게 태어났다는 사실을 깊이 각인시킨다. 후보자가 검은 흙가루로 그림을 그리기 시작하고 광기가 모두 사라지면 드디어 한 사람의 의사로 인정을 받게 된다.

남아메리카에서 의사가 되려는 자는 어려서부터 준비를 하는데, 평소 조용한 곳에서 단식을 하고, 침묵을 지키며 몇 년 동안 각종 고행을 해야 한다. 고행 중에는 …… 그리하여 피로가 쌓여서 기절할 때까지 미친 듯이 음란한 춤을 추어야만 한다. 또 커다란 독개미에게 물려야만 한다.

아프리카 서남부에서는 어렸을 때 중병에 걸렸다가 구사일생으로 살아남은 사람만이 의사가 될 자격이 주어진다. 그중에서도 꿈에 의사가 되라는 계시를 받은 자가 더욱 적합한데 부모는 이런 어린이를 수업료와 함께 의사의 집에 보내 몇 년 동안 생활하도록 하며 그 후 스승이 인정하는 경우에 한해서 졸업을 할 수 있다고 한다.

그러면 원시 사회에서는 의사가 되기 위해 왜 이렇게 혹독한 과정을 겪어야 할까? 이 의문에 대한 해답은 현대에도 강조되는 의사 – 환자 관계, 즉 환자의 의사에 대한 신뢰에 있다는 것이 인류학계

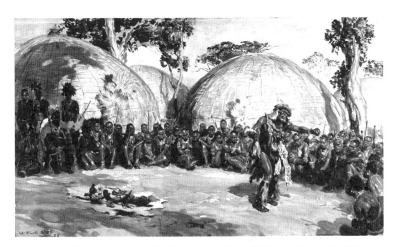

춤을 추고 있는 아프리카의 마법 의사. 윌리엄 로버트슨 스미스 스탓(William Robertson Smith Stott, 1878~1939년)의 그림.

의 공통된 견해이다. 최면에 걸리기 쉬운 순박한 원시 사회의 의료는 정신적인 면이 강조되므로, 극심한 시련을 거치고 신이 들린 적이 있는 사람만을 진정한 의사로서 믿을 수가 있고, 의사에 대한 이러한 신뢰야말로 치료 효과를 극대화한다는 것이다. 실제로 보르네오 섬 오지의 의료 현상을 조사한 어느 독일 정신과 의사의 보고에 의하면 유능한 마법 의사의 경우 부족 구성원의 정신과 질환을 고칠 확률이 90퍼센트나 되었다고 한다.

45장

불륜으로 발달한 성형술

고대 인도의 의료

히포크라테스가 활약하던 시기 인도 의학은 그리스보다 앞서 있었다. 옛 인도인은 말라리아와 모기, 페스트와 쥐, 콜레라와 음료수, 폐결핵과 각혈 등의 관계를 알 정도로 의학 지식이 많았으며 특히 외과가 발달해 있었다. 예를 들면 당시 인도에서는 히포크라테스도 시도하지 못했던 항문 샛길(치루)의 수술이나 회음부 절개를 통한 방광 결석의 제거술 등이 시행되고 있었다.

수술에 사용하는 재료나 기구도 발달해서, 봉합에 쓰는 바늘도 단면이 원형인 것, 삼각형인 것, 또 둥글게 구부러진 것 등 현재의 것과 거의 같았으며, 봉합사도 면이나 식물의 섬유, 머리카락 등 대상 장기에 따라 구분해 사용했다고 한다.

인도 의학에서는 외과 중에서도 코의 재건술로 대표되는 성형

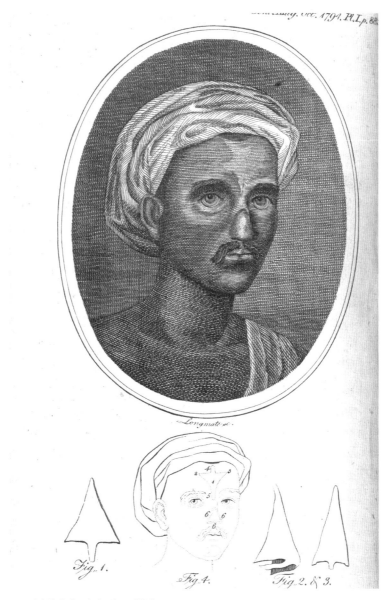

Longmate sc.

Fig. 1.　　Fig. 4.　　Fig. 2. & 3.

1764년의 책에 기록된 인도식 코 성형법.

외과 분야가 뛰어났는데 이 발전은 인도의 독특한 형벌 제도에 힘입은 바가 컸다. 즉 2,700년 전 인도에서는 간통죄를 범한 사람의 코를 베었기 때문에 성형 수술이 불륜을 들킨 환자에게 꼭 필요한 의료 행위가 되었던 것이다.

의사들은 얼굴 한가운데의 큰 구멍 때문에 해골처럼 보이는 용모를 좀 어떻게 해 달라는 환자들의 요구에 부응하기 위해, 이마에서 벗겨 낸 피부를 눈썹 사이에서 밑쪽으로 뒤집어 붙임으로써 인공적으로 코 모양을 만들었다. 원래 코보다는 못했겠지만 환자의 수술 후 만족도는 매우 높았다고 한다. 이 방법은 유럽으로 전해져 매독 환자의 문드러진 코나 칼싸움으로 잘려나간 코 재건에 사용되었다. (또 다른 수술 방법으로는 이탈리아식이 있었는데 이식할 피부를 팔에서 떼어 내는 것이 달랐다.)

놀라운 것은 그들이 인간의 면역에 관한 경험적 지식을 가지고 있었다는 점이다. 인도 의사들은 코 성형 수술에 보통은 환자의 이마에서 떼어 낸 피부를 사용했지만 일란성 쌍생아의 경우에는 예외로 형제끼리 피부를 이식하기도 했다고 한다.

한편 고대 인도에서도 오늘날과 마찬가지로 의료 윤리는 사회적으로 중요한 문제였던 것 같다. 고대 마우리아 왕조의 법전에는 다음과 같은 내용의 윤리 강령이 있다.

의사는 자신의 안위를 돌보지 말고 온 힘을 다해 환자를 치료해야 한다. 복장은 검소하고 태도는 겸손해야 하며, 나쁜 친구를 사귀어서는 아니 된다. 또 환자에 관해 아는 사실을 누설해서는 아니 된다. 죽어 가는 환자에게 죽음을 통보해서는 아니 된다. …… 언제나 의술을 연마하고 진찰을 할 때에는 예의를 지켜야 한다. 자신의 돈벌이보다 환자의 경제 사정을 먼저 고려해야 한다.

기원전 1500년경 인도 아대륙을 정복한 아리아 족은 그 뿌리가 그리스 인과 같은 민족으로 두 문명 간에는 다신교의 전통이나 전차 경주 같은 공통점이 많다. 그래서 그런지 몰라도 앞서 소개한 윤리강령은 히포크라테스 선서와 닮은 점이 많다. 예나 지금이나 의사가 지켜야 할 덕목에는 크게 변함이 없는 듯싶다.

46장

숙박소, 감옥, 그리고 묘지

병원의 시작

가난하고 병든 사람을 구휼하는 시설, 즉 병원이 최초로 생긴 곳은 불교의 영향을 많이 받았던 기원전 600년경의 인도였다. 서양의 병원 역시 종교적 자선을 목적으로 생긴 시설이며 중세 기독교의 보급과 더불어 각지에 생겨났다는 것이 정설이다. 병원(hospital)의 어원이 라틴 어의 '손님(hospes)'인 것에서 알 수 있듯이 정확히는 교회 부설 숙박 시설이 그 기원이라고 한다. 기원후 250년까지 로마 교회들에 구호품을 나누어 주는 조직이 생겼고, 350년 즈음 레온티우스 주교(Leontius, 344~358년)가 안티오케이아와 다프네에 호스텔을 설립했다. 유스타티우스(Eustathius of Sebasteia, 357~377년) 주교는 빈자의 집을 설립했으며 성 바실(Basil of Caesarea, 330~379년)은 아픈 사람이나 한센병 환자, 가난한 자, 여행자들이 의료와 도움을 받을 수 있는 시설을 설립했다. 500년경에는 인구 8,000명 정도의 그리스 도시 에데사에 3개의 작은 병원이 있었다고 할 정도로 이런 구호소는 동로마 제국에서 점차 서쪽으로 전파되어 간 것으로 보인다. 로마에는 397년에 성녀 파비올라(Saint Fabiola, ?~399년)가 최초로 구호소를 설립했으나 다른 지역으로 널리 전파되지는 않았다.[1] 그 후 542년에 리옹, 660년에는 파리에도 병원이 설립되었는데 여기에는 숙박소의 기능에 더해 진료소와 약제를 얻기 위한 식물 정원이 딸려 있었다. 11세기부터 13세기에 걸친 십자군 전쟁 기간에는 참전한 병사의 사기 진작 목적으로, 또 선교단을 창설할 때 병원망을 조직하는 것이 유리했으므로 유럽 각지에 많은 병원이 생기게 되었다. 이러한 병원은 원래는 순례자의 단기 숙박이 주된 용도였는데 차차 환자들을 위한 장기 숙박소로 변화해 갔다.

중세의 병원 중 또 다른 하나의 종류는 교외에 설립된 전염병 환자 격리용 병원이다. 예전에는 나병으로 불렸던 한센병 환자들을 수용하기 위한 전용 병원은 1179년 라테란 공의회에서 한센병 환자 구제를 위한 규정을 만들면서 설립되기 시작했으며 13세기에는 유럽 전체에 1만 9000개가 있었다고 한다. 14세기부터 페스트가 유행하자 비슷한 격리 조치가 시행되었는데 페스트 환자용 격리 병원은 '페스트 하우스'라고도 불렀다. 당시 병원에는 의사가 없었으며 한센병은 먼저 와 있던 환자가 진단해 수용 여부를 결정했고 페스트가 유행할 때에는 마을 사람들이 적당히 환자를 분류하고 수용했다고 한다.

병원에 의사가 근무하기 시작한 것은 먼 후일의 일이다. 유럽

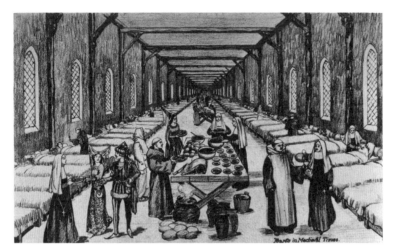

중세 시기 세인트 바톨로뮤 병원의 모습.

대륙은 14세기부터, 영국은 18세기나 되어서야 의사가 주 1~2회 임시로 근무하기 시작했는데 가장 먼저 전임 의사가 전일제로 근무하기 시작한 곳은 16세기 프랑스의 병원들이었다.

　이들 병원의 재정은 주로 교회가 담당했는데 16세기 초 종교개혁과 더불어 가톨릭 교회에 대한 기부금이 줄어들자 대부분이 경영난에 처하게 되었다. 영국의 경우 헨리 8세(Henry VIII, 1491~1547년)가 교회 재산을 몰수하자 병원에 수용되지 못한 환자들이 런던 거리를 배회하며 아무 곳에서나 쓰러져 누웠을 정도로 많은 문제가 발생했다. 환자들 때문에 피해를 보게 된 런던 시민이 청원해 설립된 병원들이 오늘날 세인트 바톨로뮤(1546년), 세인트 토머스(1552년) 병원이 되었다.

그 후 유럽 대륙에서는 계몽 군주들이 자신들의 권력을 과시하기 위해서 대형 병원을 설립하기 시작했는데 왕권을 과시하기 위해 외관을 궁전처럼 꾸미고 전임 의사를 배치했다. 그러나 하나의 병원에 수용하는 환자의 수가 수천 명 단위로 커지자 다수의 환자를 집중적으로 진료해 본 경험이 없던 당시의 의학으로는 도저히 대응할 길이 없었다. 불결하고 혼잡한 대형 병원에서는 환자끼리 병을 옮겼고 가벼운 병으로 입원한 환자도 질병이 악화되어 사망에 이르는 일이 비일비재했으므로 결국 일반인에게 병원은 감옥이나 묘지 같은 어두운 분위기를 풍기는 시설로 인식되게 되었다.

47장

수술받기보다는
자살을 택하겠어요

18세기 유럽의 의료 환경

기원전 2250년경에 만들어진 함무라비 법전에는 "눈 수술을 하다가 환자를 죽이거나 눈이 멀게 하면 의사의 두 손을 자른다."라는 구절이 있다.[1] 이는 의료 사고의 처벌 및 배상에 관한 가장 오래된 기록으로 요즘 의사의 입장에서 보면 좀 가혹한 것 같지만, "이에는 이, 눈에는 눈."을 주장한 다른 형벌 규정과 형평을 이루며 위험한 수술을 경솔하게 하지 말라는 교훈을 품고 있기도 하다.

그런데 마취법도 없고 항생 물질도 없던 18세기나 19세기 초에는 수술을 하면 사고가 나는 것이 불가항력이었다. 드물게는 병원에서 "수술을 해야 한다."라는 의사의 말을 듣고 집으로 돌아온 환자가 자살해 버리기도 했다. 생살을 째고 뼈를 끊어 내는 고통을 겪을 일이 두렵기도 했지만, 어쩌다 수술이 성공하더라도 상처가 곪아 패

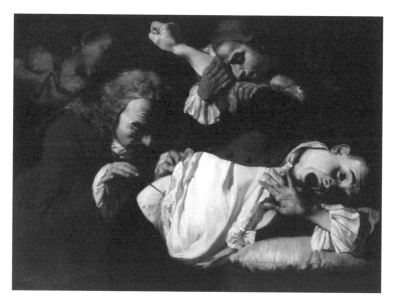

18세기의 수술 모습을 그린 가스파데 트라베르시(Gaspare Traversi, 1722~1770년)의 「수술(Die Operation)」

혈증으로 죽는 경우가 흔했기 때문이다. 당시 프랑스 외과의 권위자였던 알프레드 벨포(Alfred Velpeau, 1795~1867년)는 학생에게 "수술 시의 고통이나 위험성에 관해 환자에게 거짓말을 하는 것이 의사의 의무"라고 가르쳤다.

이처럼 모든 수술이 다 위험했던 시절, (현재 기준으로 볼 때) 사고를 많이 낸 것으로 역사에 남은 외과 의사가 영국의 로버트 리스턴(Robert Liston, 1794~1847년)이었다. 그는 유럽 최초로 에테르 전신 마취 조건에서 수술을 시행한 인물이기도 하다. 런던의 신문은 "인류가 드디어 통증을 극복했다!"라며 대서특필했고 그는 영국 의학계의 영웅으로 묘사되었다. 이처럼 당대의 명의였으나 성격이 급했던 그는 회진 중에 조수가 환자의 목에 난 혹이 무엇 같으냐고 물어보자, "잘라 보면 알겠지."라며 갑자기 주머니에서 칼을 꺼내 혹을 잘라 냈다. 그런데 그 혹은 종양이 아니라 혈관 벽이 팽창되어 종양처럼 보인 동맥류였다. 갑자기 동맥을 절단당한 환자는 그 자리에서 출혈 과다로 숨졌다. 또 빠른 수술로 명성을 떨쳤던 그는 언제나 "신사 여러분, 시간을 재도록!" 하는 말로 수술을 시작했는데 2분 30초 만에 다리를 절단하면서 속도에만 너무 신경 쓴 나머지 환자의 고환을 같이 절제한 적도 있었다.

두 건 모두 황당한 의료 사고였지만, 누구도 이의를 제기하지 않았다. 고의로 환자에게 해를 끼친 것이 아니라면 집도한 의사에게 책임을 묻지 않는 것이 당시의 관행이었기 때문이다. 환자와 가족은 어차피 희망이 없는 상황에서 수술이라는 최후의 방법을 시도해 본 것에 만족했고, 혹 실패하더라도 어쩔 수 없었다고 체념하는 사회적 분위기가 형성되어 있었다.

현대 의학이 눈부시게 발전했다고는 하지만 의술은 기본적으로 인간의 경험에 근거하는 기술이다. 새내기 의료인이 유능한 치료자가 되기까지는 많은 실패를 겪는 것이 당연하며, 아무리 훌륭한 의사라도 수많은 환자를 치료하다 보면 본의 아니게 실수를 할 때도 있다. 의료인들은 동의하지 않을지도 모르겠으나, 현대에 들어 의료 분쟁이 느는 것은 의학의 발전에 따라 의료 윤리가 강조되면서 나타나는 긍정적 변화의 한 단면이라고 할 수 있다.

48장

이에는 이, 눈에는 눈

실패한 진료의 대가

높은 사람을 치료하다 큰 대가를 치른 의사는 드물지 않다. 중세에 어떤 외과 의사는 교황을 치료하다 실패하자 독약을 처방했다는 누명을 쓰고 산 채로 온몸의 껍질이 벗겨졌다. 14세기 보헤미아의 왕이 시력을 잃었을 때 치료에 실패한 의사들은 곧바로 마대 자루에 담겨서 강에 던져졌다. 고대 중국에서는 의사가 진료를 거절할 권리도 인정되지 않았는데, 진료 거부로 고발당한 의사는 신체 일부를 절단당하는 형에 처해졌다. 조선 시대에도 임금이 승하하면 그동안 치료를 담당했던 자들을 처벌해야 한다는 상소가 빗발쳐서 어의들이 감옥에 갇히거나 귀양을 갔다. 이렇듯 원했건 원치 않았건 권력자를 치료하게 된 의사들은 시술의 성패에 목숨을 걸어야 했다.

위험한 치료에 성공해 큰 이득을 본 모험가도 있다. 15세기에 팔에 화살을 맞은 헝가리 왕이 근육 속에 남은 화살촉 파편을 제거해 주면 큰 상을 내릴 것이고, 실패한다면 사형에 처한다는 포고령을 내리자 아무도 나서는 사람이 없었지만 4년 만에 어느 용감한 의사가 수술에 성공해 큰 상금과 기사 작위를 받았다. 프랑스의 루이 14세(Louis XIV, 1638~1715년)의 항문 샛길(치루) 수술에 성공한 의사 샤를프랑수아 펠릭스(Charles-Francois Félix, 1635~1703년)는 연봉의 10배가 넘는 상금과 토지, 그리고 귀족이 되는 보상을 받았다. 그는 그 후 더는 위험한 짓을 할 필요가 없다며 모든 환자의 수술을 거절했다.[1]

일반 환자에 대해서는 치료 효과가 여의치 않으면 의사가 금전으로 보상하는 것이 주된 해결책이었다. 중세 유럽에서는 병이 낫지 않거나 부작용이 생긴다면 의사가 돈을 몇 배로 보상한다고 미리 계약하는 일도 있었다.

실패한 치료의 역사를 살피다 보면 상대적으로 외과와 관련된 일화가 많은 편이다. 내과 질환은 치료 기간이 길고 효과의 판정이 애매한 탓에 전문 지식이 없는 환자나 보호자가 치료 과정과 만족스럽지 못한 결과 사이의 인과 관계를 밝히고 의사의 책임을 추궁하기 어려웠기 때문이었다.[2] 그러나 사지 절단이나 상처의 처치를 주로 했던 외과는 수술 목적이 간단하면서도 분명했고 성공이건 실패건 그 결과가 빠르고 확실하게 나타나기 때문에 사고 여부를 누구나 알 수 있는 경우가 많았다. 그래서 수술을 받고 큰 후유증이 생기거나 목숨을 잃은 환자의 가족이나 친구가 의사를 잡아다 나무에 매달고 흠씬 두들겨 패는 일이 드물지 않았다. 떠돌이 외과 의사들은 수술 결과가 나오

기 전에 재빨리 다른 곳으로 옮겨 가는 수법으로 이런 위험을 예방했다.[3]

"이에는 이, 눈에는 눈."이라는 구절로 유명한 고대 메소포타미아의 함무라비 법전에는 눈 위에 생긴 종기를 제거하다가 실수로 환자가 실명하거나 죽게 되면 의사의 손을 자른다는 조문이 있다. 당시 수술이 성공했을 경우 의사가 받는 보수가 숙련 노동자의 1년 치 수입보다 많았다고는 하지만, 의사의 손을 자르는 처벌은 좀 가혹하다는 느낌이 들기도 한다. 시대와 장소에 따라 정도의 차이는 있을지라도 치료가 잘못되었을 때에는 의사가 그에 상응하는 대가를 치러야 한다는 단순한 원칙은 수천 년을 내려온 인류의 공통 인식인 듯싶다.

49장

자기 배에 칼을 댄 어머니들

자가 제왕 절개

수술 후 사망률이 매우 높았던 16세기 말까지 제왕 절개 수술은 산모가 사망한 후 태아를 살리기 위한 목적으로 시행되었다. 프랑스 산과학의 원조 프랑수아 모리소(François Mauriceau, 1637~1709년)는 산모가 사망한 후에만 제왕 절개를 해야 한다며 "외과 의사에게는 아이를 살리기 위해 모친을 죽일 권리가 없다."라고 주장했다. 드물게 살아 있는 산모에 제왕 절개를 시도하는 경우가 있었으나 그야말로 최후의 수단이었다. 현대인은 좀처럼 믿기 어렵겠지만, 이 시기에는 태아와 태반을 꺼낸 후에 자궁과 복부의 상처를 봉합해야 한다는 개념도 없었다. 시술자들은 산모의 배를 천이나 붕대로 둘둘 감아 놓고 상처가 저절로 낫기를 기다렸다. 당연히 사망률이 높을 수밖에 없었다.

산모가 살아 있는 상태에서 이루어진 제왕 절개술은 16세기에

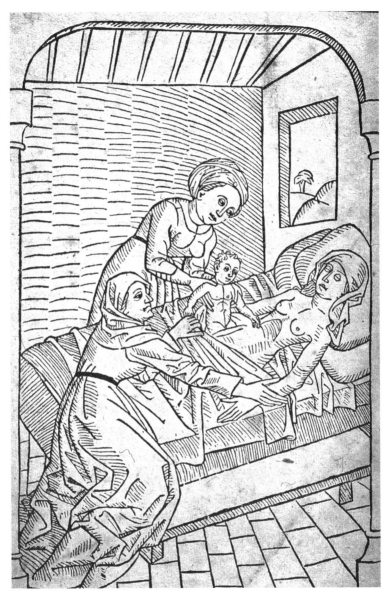

사망한 산모에게서 제왕 절개로 태아를 꺼내는 모습을 그린 1483년의 목판화.

24건의 증례가 성공한 것으로, 17세기에는 보고된 33건의 증례 중 25건의 증례에서 산모가 생존한 것으로 나타나 있다. 결과적으로 1500년과 1788년 사이에 유럽 전체에서 수술 후에도 산모가 살아 있었던 성공적인 제왕 절개는 79건의 증례에 불과했다. 19세기에 이르러서야 난산이 지속되어 위급해진 산모의 생명을 구하기 위해서 필요하다면 제왕 절개를 해야 한다는 인식이 퍼졌지만, 아직 수술 사망률은 약 50퍼센트에 이르고 있었다.

그런데 제왕 절개는 산모 스스로 시행하는 경우가 잦았던 좀 특이한 수술이었다. 그중에는 정상적이지 않은 관계로 임신한 여성이 주위의 비난과 치욕을 모면하기 위해 유산을 목적으로 한 경우도 있었고, 오랫동안 지속되는 출산의 고통을 견디다 못한 산모가 자기 배를 칼로 째는 경우도 있었다. 그러나 이런 수술은 대부분 방법도 모른 채 절망적인 상황에서 이루어진 것이었으며 산모는 간혹 살아나더라도 태아는 사망하는 것이 보통이었다.

최초로 임산부가 자기 자신을 절개한 것으로 알려진 사례는 1769년 서인도 제도에서의 일로 산모가 장시간 지속된 고통을 참지 못한 경우였다고 한다. 미국에서는 1822년 1월에 14세의 산모에 의해 최초의 기록이 작성되었다. 그녀는 쌍둥이를 임신하고 있었는데 스스로 배를 연 다음 첫 아기를 눈 속에 묻고 나서 기절했다고 한다. 뒤늦게 눈 덮인 둑길에 쓰러진 그녀를 발견한 의사들은 두 번째 아이를 꺼내고 상처를 봉합했다. 산모는 살아났으나 아이들의 운명에 관해서는 언급이 없는 것으로 보아 모두 사망한 듯하다.

특기할 만한 것은 19세기 후반에는 자기를 수술한 여성들이 의사가 수술한 산모보다 생존율이 높았다는 점이다. 미국 필라델피아의 의사이자 의학 통계학자 로버트 해리스(Robert Harris, 1822~1899년)는 1879년까지 뉴욕 의사가 수술한 제왕 절개의 산모 생존율이 10퍼센트였는 데 비해 여성들이 스스로 시행한 제왕 절개는 생존율이 50퍼센트에 달한다는 사실을 발표해 세상을 놀라게 했다. 그는 또 1888년까지 미국에서 스스로 제왕 절개를 한 산모의 66퍼센트가 생존했는데 그것에 비해 의사들이 집도한 수술의 산모는 37.5퍼센트만 살아났다고 밝히고 있다. 이 시기까지 영국 의사의 제왕 절개 후 산모 생존율은 불과 14퍼센트를 기록하고 있을 뿐이었다. 이런 현상은 위생 상태가 나빴던 병원 수술이 가정에서 이루어진 자가 수술보다 치명적인 세균 감염의 확률이 높았기 때문이라고 볼 수 있다.

50장

"5명이나 살아서
병원 문을 나가다니."

18세기 병원 위생 개혁 운동

18세기 유럽 대도시의 위생 상태는 열악 그 자체였다. 시민들이 쓰레기나 오물을 길에 그냥 내다 버렸기 때문에 웬만한 도시는 악취가 가득했고, 따로 청소를 담당하는 관청이나 조직이 없었으므로 비가 많이 내린 후에나 거리가 좀 깨끗해졌다. 영국의 작가 조너선 스위프트(Jonathan Swift, 1667~1745년)는 작품 속에서 도살장의 마구간에서 나온 배설물, 창자, 피, 썩은 생선, 고양이와 강아지의 사체들이 비 온 후에 떠내려가는 모양을 사실적으로 묘사하고 있다.

환자를 수용하는 병원이나 죄수들이 사는 감옥은 그 정도가 더욱 심했다. 1740년 영국에서는 죄수 사이에 유행한 발진티푸스가 발단이 되어 재판관, 간수, 보안관 같은 사람이 64명이나 사망하는 사고가 일어나기도 했다. 병원에서는 감염으로 인한 발열이나 전염이 일상다반사였으며, 외과 수술에서 회복되는 환자는 극히 일부에 불과했다. 일반인에게 수술과 입원은 죽으러 가는 것과 거의 같은 정도로 불행한 일이었다. 좀 더 실감나게 표현하자면 밤에 침대 시트 위에 쥐가 들끓어서 잠을 이루지 못한다거나, 아침에 이상해서 잠을 깨 보니 같은 이불을 덮고 자던 바로 옆 환자가 싸늘한 시체가 되어 있더라는 거짓말 같은 일이 심심치 않게 발생하고 있었다.

그러던 18세기 말 외과 의사 자크르네 테농(Jacques-René Tenon, 1724~1816년)이 프랑스 대형 병원의 실상을 폭로한 책을 출판했다. 그에 따르면 파리 시립 병원의 1,220개 병상 중 개인 병상은 486개에 불과하고 나머지는 4명에서 6명이 같이 쓰는 공동 병상이었다. 또 최다 800명이 입원할 수 있는 가장 큰 홀은 환자로부터 나오는 분비물과 오물로 지저분하기 짝이 없었다.

비슷한 시기에 영국에서는 존 하워드(John Howard, 1726?~1790년)가 13년 동안 유럽 전역의 병원, 감옥, 격리 시설을 방문 조사한 결과를 내놓았다. 그 역시 환기가 안 되고 청소도 않는 돼지우리 같은 곳에 환자가 수용되어 있다며 병을 퍼뜨리는 지경에 이른 감옥과 병원의 위생 환경을 개선하자고 주장했다.

이들의 저술을 계기로 병원 위생에 관한 사회적 관심이 높아지자, 여론을 의식한 절대 군주들은 차례로 병원을 수리하기 시작했다. 프랑스의 루이 16세(Louis XVI, 1754~1793년)가 파리 시립 병원을, 오스트리아의 요제프 2세(Joseph II, 1741~1790년)가 빈 종합 병원을, 러시아의 표트르 1세(Peter the Great, 1672~1725년)가 모스크바 병원을 각각 새롭게 고쳤고, 유럽 병원의 사망률은 현저히 감소했다.

병원 개혁 운동 후 수십 년이 지난 19세기 초, 파리에 유학한 어느 미국 의사는 프랑스에서는 6명이 입원하면 5명이나 살아서 병원을 나가는데 이는 정말로 놀랄 만한 일이라고 기록하고 있다. 그러나 이런 발전에도 불구하고 아직 미흡했던 병원 위생과 외과 수술 시 청결에 관한 문제는 후일 나이팅게일과 리스터가 각각 해결하게 된다.

51장

속는 사람이 바보?

돌팔이 의료의 역사

17세기 영국에서 발렌타인 그레이트레이크스(Valentine Greatrakes, 1628~1682년)라는 사람이 꿈에 악마로부터 병을 고칠 수 있는 능력을 받아서 자기가 손만 대면 모든 병이 낫는다며 환자를 진료하기 시작했다. 이 영험한 치료자에 대한 소문은 순식간에 전국에 퍼졌고 그의 진료소에는 각처에서 몰려온 군중이 그야말로 야단법석을 이루었다. 오늘날 현대 화학의 아버지로 불리는 로버트 보일(Robert Boyle, 1627~1691년)도 그에게 안수 치료를 받고 매우 흡족해 한 환자의 하나였다. 그러나 수개월도 안 되어 그의 치료는 효험이 없는 것으로 밝혀졌고, 이 사기꾼에 얽힌 이야기는 서양의 대표적인 돌팔이 소동으로 의학사에 남았다.

한편 18세기 미국에서는 창의력 넘치는 각종 돌팔이 요법이

전성기를 맞고 있었다. 찬물로 목욕을 시키면서 만병을 통치한다는 물 치료 요법, 머리뼈 모양으로 사람의 체질을 37가지로 구분해 개인의 특성에 맞게 몸과 마음을 더욱 잘 이해함으로써 건강을 유지하고 질병을 치료할 수 있다는 골상학 치료, 약초를 이용해 설사와 땀을 내도록 유도하는 것으로 만병을 고친다는 톰소니언 운동이 성행했다. 그 밖에도 최면술, 전기 치료 등 유럽에서 건너왔거나 신대륙의 사기꾼이 새로 만들어 낸 다양한 돌팔이 치료법이 경쟁이라도 하듯 순진한 대중을 속여 돈을 벌어들이는 수단으로 활용되었다.

아무나 약을 만들고 신문을 통해 선전하고 판매할 수 있었던 19세기에는 엉터리 만병통치약으로 돈을 번 사람이 더 많아졌다. 과학 지식이 대중에게 빠르게 보급되는 시대의 변화에 뒤질세라 사기꾼들은 주로 최신 의학 사실을 재빨리 응용하는 뛰어난 순발력을 보였다. 일례로 세균이 질병의 원인임이 밝혀지자마자 윌리엄 레이덤(William Radam, 1844~1902년)이라는 사람은 '만능 살균제'라는 먹는 물약을 모든 세균 병에 듣는 만병통치약이라며 팔았다. 이 텍사스의 사기꾼은 수년 만에 뉴욕의 센트럴 파크가 내려다보이는 빌딩에 저택을 마련할 정도로 큰돈을 벌었지만, 나중에 이 약은 94퍼센트가 물이고 나머지는 염산(hydrochloric acid)과 황산(sulfuric acid)인 독극물로 밝혀졌다.

요즘은 상식이 되었지만 원래 어떤 치료법이 돌팔이 요법인지 아닌지를 구분하기 시작한 것은 19세기 초 세계 의학의 중심지였던 프랑스 파리의 의학계였다. 그들은 이 구분의 가장 중요한 기준으로 수학적으로 의미가 있는 치료인지 여부를 물었다. 그러나 통계로 유효성을 검증한다는 개념이 뿌리를 내리기 전까지 민간뿐만 아니라 정부 기관도 과학을 가장한 영악한 돌팔이에게 속아 넘어가기 일쑤였다. 18세기 후반 영국 의회는 조안나 스티븐스(Joanna Stephens)라는 여자가 만든, 수술 없이 방광 결석을 녹여 없앤다는 약을 5,000파운드어치 구입하기로 결의했고, 미국의 어느 주 의회에서는 돌팔이 의사의 광견병 치료법에 감동해 1만 달러를 기부하는 결정을 내리기도 했다. 지금 생각하면 기가 막힐 노릇이다.

돌팔이를 뜻하는 영어는 quackery이다. Quack은 "오리처럼 꽥꽥 울어 댄다."라는 뜻의 동사인데 이는 언제나 시끄럽게 대중의 주목을 끌어야만 성공할 수 있는 돌팔이 의료의 특징을 잘 함축하고 있다. 말하는 내용은 시대마다 변할지라도, 스스로를 그럴듯하게 포장해 진짜인 것처럼 광고하는 특성이야말로 돌팔이 의료의 본질이기 때문이다.

52장

일단 넘고 보자
19세기의 인간 수혈 열풍

인간의 피를 인간에게 수혈하는 행위는 프랑스에서 사람에 대한 수혈을 사실상 금지시킨 지 약 150년 후 런던에서 다시 시도되었다. 1818년 12월 가이스 병원과 세인트 토머스 병원에서 내과 및 산과 의사로 근무하던 제임스 블런델(James Blundell, 1790~1878년)이 내출혈로 죽어 가는 남성 환자에게 여러 사람으로부터 채취한 혈액 400밀리리터를 수혈한 것이다. 환자는 며칠간 용태가 좋아지는 듯하다가 사망했다. 두 번째 수혈 대상은 출산 시의 과다 출혈로 이미 사망한 산모였다. 생기가 가득 찬 신선한 혈액을 넣어 주면 죽은 사람이 되살아날 수 있지 않을까 기대했지만, 산모는 살아나지 않았다. 연이어 시도한 두 번의 수혈도 실패였다. 다섯 번째 환자는 자궁 출혈로 빈사 상태에 빠진 여성이었는데 혈액 200밀리리터를 수혈하자 건강을 회복했다.

1825년 《필라델피아 의과학 저널(*Philadelphia Journal of the Medical and Physical Sciences*)》에 "1795년 에든버러 의과 대학 출신인 필립 싱 피시크(Philip Syng Physick, 1768~1837년)가 필라델피아에서 환자에게 인간의 혈액을 수혈했다."라고 간략히 언급되어 있는 것을 제외하면, 블런델의 이 증례가 기록상 '최초로 성공한 인간 대 인간 수혈 증례'이다. (애석하게도 피시크의 수혈에 관해서는 다른 어떤 기록도 남아 있지 않다.) 블런델은 전부 10명의 환자에게 수혈을 시도했는데 5명이 살아났다고 한다.

피시크보다 21년 뒤에 에든버러를 졸업한 블런델은 수혈에 관한 두 가지 중대한 지침을 제시했는데, 첫째는 인간끼리의 수혈에는 인간의 혈액만을 사용해야 한다는 것, 둘째로는 수혈을 출혈이나 부족한 혈액의 보충을 목적으로 시행할 뿐 성격 개조나 정신병의 치료 목적으로 행하지 않아야 한다는 것이었다. 그는 이러한 지침을 자신의 제자인 존 리콕(John Leacock, 1793~1828년)이 1817년의 동물 실험에서 얻은 결론이라고 밝히고 있다.

블런델의 수혈은 출혈로 인한 환자의 죽음을 자주 경험하는 산과나 외과 의사의 관심을 끌었고, 19세기 중반에는 상당히 빈번하게 시도되는 치료법 중 하나가 되었다. 17세기에 유행했던 동물 혈액의 수혈도 블런델의 논문 이후 자취를 감추게 되었다. 캐나다의 어떤 의사는 (우유 속 하얀 입자가 적혈구로 변한다고 생각해서) 콜레라 환자의 혈관에 우유를 주입하기도 했지만, 의사들은 대부분 블런델의 권고를 따라 인간 혈액만을 사용했다. 이 시기의 몇몇 의사들은 수혈 장

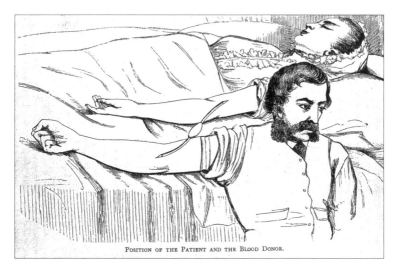

POSITION OF THE PATIENT AND THE BLOOD DONOR.

제임스 에베링이 개발한 수혈 장치의 그림.

치를 자작해 사용하기도 했는데 영국 셰필드 산부인과의 제임스 에베링(James Aveling, 1828~1892년)은 스스로 발명한 양쪽 끝에 은관이 달린 고무관을 써서 산후 출혈이 심한 환자의 수혈에 성공했다고 한다.

수혈이 증가함에 따라 사망자도 늘어 갔다. 1873년의 어느 집계에 따르면 수혈 환자의 56퍼센트가 사망했다고 하는데, 세균 감염이나 혈액형에 관한 지식이 없었고 제대로 된 주삿바늘이나 혈액 응고제도 발명되지 않았던 당시의 의학 수준에 비추어 볼 때 이는 그런대로 괜찮은 결과였다. 그러나 빈의 테오도어 빌로트(Theodor Billroth, 1829~1894년)를 비롯한 저명한 의사들이 너무나 많은 희생자를 내는 수혈의 위험성을 강조하고 나선 19세기 말부터 수혈의 열기는 다시 수그러들게 되었다.

53장

정상을 비정상으로 판단한 의사들

1950년대의 가슴샘 방사선 치료

의학 연구용 시체의 수요가 급증했던 19세기 초에는 시체를 훔쳐 팔아넘기는 사업이 번창했다. 낮에 시체를 매장한 공동 묘지에 밤이 되면 삽이나 곡괭이를 든 인부들이 슬그머니 모여들었다. 그러자 부자들은 감시인이 지키는 시체 안치소에서 시신을 며칠 보관한 후 매장하는 수법으로 도난을 예방했다. 오래되어 신선도(?)가 떨어진 시체는 팔리지 않았기 때문이다. 따라서 시체 도둑이 사회적 문제가 될 때마다 주요 피해자인 극빈 계층의 불만이 끓어올랐고 심한 경우에는 폭동이 일어나기도 했다.

유럽 여러 나라는 궁리 끝에 연구용 시체의 공급을 양성화하기로 했다. 빈곤한 사람을 돌보는 수용소나 공립 병원에서 사망한 사람의 시체를 전부 해부용으로 넘기는 법을 만들었던 것이다. 이 대책은 성공을 거두었다. 시체 판매업자나 시체 도둑은 일자리를 잃었지만, 동시에 가난한 사람들의 불만도 사라졌다. 그렇지만 의사들은 여전히 생전에 가난했던 사람들의 시체로 인체 구조를 공부하게 되었다.

세기가 바뀐 20세기 초, 아기들의 건강에 관해 의학계의 관심을 끄는 새로운 연구가 나왔다. 1903년에 헨리 코플릭(Henry Koplik 1858~1927년)이라는 유명한 소아과 의사가, 기도가 막히는 질병인 선천성 후두천명이 가슴샘(흉선) 비대로 일어나며 그런 병을 앓은 한 아기의 가슴샘 무게가 20그램이나 되었다고 보고한 것이다. 1907년에는 또 다른 소아과 의사가 가슴샘이 10그램보다 무거운 아이에게서 열과 경련, 혼수 상태, 또는 갑작스런 사망이 나타난다며 이런 아기들이 '가슴샘 림프 체질'을 가지고 있다고 주장했다.[1]

통계적으로 근거가 없는 황당한 학설이었지만, 여러 진보적인 의학자가 이 주장에 동조했으므로 의사들은 호흡 장애가 있는 아기는 커진 가슴샘을 제거할 필요가 있다고 믿었다. 그러나 가슴샘은 위치상 수술이 어려웠다.[2] 그래서 그들은 방사선을 쐬여 가슴샘을 위축시키는 방법을 고안해 냈다.[3] 불에 기름을 붓는 격으로, 1914년에는 개의 가슴샘을 제거해도 아무런 부작용이 없다는 연구가 나왔다. 즉 가슴샘은 생리적으로 별로 중요하지 않은 장기라는 것이었다. 그러자 이번에는 가슴샘이 큰 아이들에게 예방적으로 방사선을 쐬여야 할 필요가 있다는 학설이 등장했다. 아기가 급사해서 부모로부터 소송당하지 않기 위해, 의사들은 가슴샘이 크다고 판단되는 아이의 목에 미리 방사선을 쐬도록 권유했다.

그런데 세월이 흐르면서 아무도 예상치 못한 일이 벌어졌다.

어렸을 때 방사선 조사를 받은 아이에게서 갑상샘암이 발생하기 시작했던 것이다. 1950년까지 약 1만 명의 아이를 죽게 한 이 비극은 가슴샘 크기에 대한 잘못된 인식에서 비롯된 것이었다. 당시의 병리학자는 호흡 장애가 있는 아이, 특히 영아 돌연사 증후군으로 사망한 아이들이 '정상적'으로 사망한 아이보다 가슴샘이 훨씬 크다고 보았다. 그러나 그들은 '정상적'인 아이들이 실제로는 가난해서 걸리는 질병, 즉 만성 설사나 결핵, 영양 실조와 같은 병으로 위축된 작은 가슴샘을 가지게 되었다는 사실을 간과했다. 그 때문에 의사들은 '비정상적'으로 커진 가슴샘이 기도를 눌러서 아기가 어느 날 밤 갑자기 질식사하게 된다는, 엉뚱한 결론에 도달하고 말았던 것이다.

세포성 면역의 일익을 담당하는 중요 기관인 가슴샘에 얽힌 이 황당한 이야기는 20세기 의학의 대표적인 실패 사례였다. 이 비참한 경험은 의학적 기준이 잘못 설정될 경우에는 엄청난 희생이 따르므로 새로운 기준을 정할 때는 특히 신중을 기해야 한다는, 평범하고도 중대한 진리를 가르쳐 주었다.

54장

전쟁보다 더 많은 사람을 죽인 치료법

흥분 학설과 동종 요법

존 브라운(John Brown, 1735~1788년)은 신학 공부를 하던 중에 의학으로 전공을 바꾼 스코틀랜드의 의사로, 그의 스승은 '신경의 활성' 여부가 질병의 원인이라고 주장해 명성을 날리던 에든버러의 의학자 윌리엄 컬렌(William Cullen, 1710~1790년)이었다. 컬렌의 조수 겸 입주 가정 교사 노릇을 하며 의학을 공부하던 브라운은 어느 날 스승과 말다툼을 한 후 새로운 의학 이론을 만들어 독립하기로 작정했다. 그는 컬렌의 이론을 적당히 표절해 '흥분성에 따른 질병 이론', 즉 모든 질병은 외부로부터의 자극이 너무 많거나 또는 너무 적어서 생긴다는 학설을 생각해 냈다. 그리고 기성 의학 이론들 — 그중에서도 특히 컬렌의 이론 — 을 맹렬하게 비난했다.

　이러한 행위는 브라운의 평판을 떨어뜨렸다. 그러나 그는 동료들의 따돌림에 굴하지 않고 1780년에 『의학의 원리(*Elementa Medicinae*)』라는 이론서를 출판했다. 이후 수십 년 동안 엉터리 의사의 교과서가 된 이 저술은 처음에는 의학적 내용보다 라틴 어 문장의 유려함으로 약간의 주목을 받았을 뿐이다. 에든버러에는 브라운을 비난하는 사람이 점점 늘어 갔다. 환자가 줄고 강의를 듣는 학생의 수도 줄자 브라운은 돈에 쪼들리게 되었다. 빚을 갚지 못해 한때 감옥에 가기도 했던 브라운은 1786년 런던으로 진출했지만, 성공하지 못하고 뇌졸중을 앓다 세상을 떠났다.

역설적이게도 브라운의 치료법은 그의 사후에 개업 의사의 지지를 받기 시작했다. 이론이 알기 쉬웠고 과잉 자극으로 인한 병에는 아편을, 과소 자극으로 인한 병에는 포도주를 복용시킨다는 치료법도 간단했기 때문이다. 그런데 다량의 아편과 포도주를 사용하는 이 치료법은 얼핏 효과가 뛰어난 듯 보였지만 부작용이 만만치 않았다. 당시 유럽을 뒤흔들었던 프랑스 혁명과 나폴레옹 전쟁으로 사망한 사람의 수보다 브라운의 치료법으로 사망한 사람의 수가 훨씬 더 많았을 정도였다. 브라운 본인의 사인도 아편 과다 복용이었다.

한편 1810년에는 라이프치히의 스위스 출신 의사 사무엘 하네만(Samuel Hahnemann, 1755~1843년)이 '동종 요법'이라는 묘한 치료법을 내세우며 등장했다. 이 새로운 방법은 독은 독으로 치료해야 한다는 단순한 생각에 뿌리를 두고 있었다. 예를 들어 열을 나게 만드는 효능이 있다고 알려진 약물을 소량으로 열병 환자에 투여하면 병이 낫는다는 식이었다. 현대 의학에서는 돌팔이 요법으로 치부되지만,

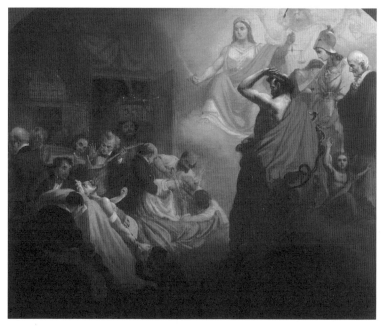

「대증 요법의 공포를 보는 동종 요법(Homeopathy watching horrors of Hllopathy)」 알렉산드르 베이데만(Alexander Beydeman, 1826~1869년). 당시 의학을 조롱하는 의미로 그려진 이 그림에서 검은 옷을 입은 사무엘 하네만(오른쪽 노인)은 아스클레피오스, 아테나와 동등하게 취급되고 있다.

당시에는 많은 의사가 이 치료법을 지지했다.

　　동종 요법이 큰 호응을 받았던 이유는 약을 한 번에 한 종류만, 그것도 극히 소량 사용한다는 점에 있었다. 다량의 피를 뽑는 방혈이나 아편과 포도주를 대량으로 투여하는 브라운의 치료법과는 달리 이 치료로 사망하는 환자는 극히 드물었기 때문이다. 다시 말해서 효과가 별로 없지만 부작용도 없었던 것이다. 하네만은 파리에서 죽었는데 사망 당시에는 백만장자가 되어 있었다.

이처럼 과학 지식이 부족한 상태에서 제안된 여러 의학 이론은 당연히 심한 부작용을 낳았다. 논리학에서 흔히 말하는 '성급한 일반화'의 오류가 의학에서는 끊임없이 일어났던 것이다. 현대 의학 지식으로도 아직 모든 질병의 원인이나 치료에 관해 빈틈없는 설명이 가능한 일반 원리를 만들 수는 없다. 간명한 이론으로 포장된 만병통치법에 대한 맹목적인 기대야말로, 새로운 의학 이론이 나올 때마다 대중이 피해를 입는 악순환의 원인이었던 것이다.

55장

죽음보다 더한 고통

마취법 이전의 수술

19세기 중반까지는 수술해야 한다는 통고를 받으면 그에 따르는 고통을 두려워한 나머지 자살해 버리는 환자가 드물지 않았다. 의사들은 수술에 따르는 통증을 조금이라도 완화시키기 위해 여러 수단을 동원했는데 주로 술이나 아편이 쓰였고, 심지어는 최면술을 사용하는 의사도 있었다. 그러나 이러한 방법의 효과는 매우 제한적이었다. 알코올이나 아편은 마취를 조절하기가 어려웠고 최면술은 제대로 걸릴 때까지 24시간 이상 걸릴 때도 있었다.

그러므로 의사들은 대부분 환자를 움직일 수 없게 꽁꽁 묶은 다음 힘센 조수로 하여금 사지를 누르도록 하고, (환자의 비명 소리를 듣지 않기 위해) 귀마개를 한 채 가능한 한 빠르고 정확하게 수술을 끝내려고 애썼다. 어떠한 경우에도 냉정을 잃지 않는 침착성이 외과 의사

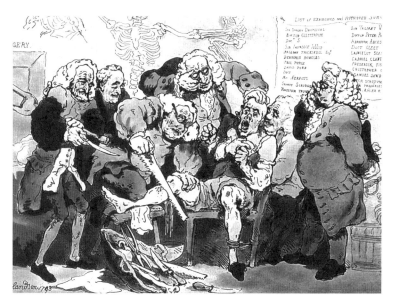
18세기의 수술 현장을 풍자한 만화.

의 가장 중요한 덕목이었으며, 수술 중에 큰소리로 조수들을 야단치는 외과의 전통도 실은 환자의 고통에 찬 비명을 듣지 않으려는 노력에서 비롯된 면이 많다.

17세기 독일에서 가장 우수한 외과의라 불렸던 빌헬름 파브리 (Wilhelm Fabry, 1560~1634년)는 자신이 집도했던 수술을 다음과 같이 언급하고 있다.

여러 명의 조수가 팔과 다리를 붙잡고 있었으나, 하지 절단 수술을 시작하자마자 환자가 비명을 지르며 날뛰기 시작했다. 놀란 조수들은 모두 도망쳐 버리고 나의 어린 아들만 혼자 남아 있었다. 할 수 없이 아들에게 환자의 다리를 잡으라고 말했다. 다행히도 옆방에 있던 아내가, 당시 임신 중이었으나, 재빨리 뛰어와 환자의 가슴을 눌러 주었다. 만약 아내의 도움이 없었더라면 환자도 나도 큰 낭패를 겪을 뻔했다.

한편으로 19세기 초 외과 의사는 연예인과 비슷한 존재였다. 수술이 있는 날은 학생을 포함한 수많은 관객이 계단식 원형 강의실로 몰려들었다. (수술용 원형 강의실을 건물 최상층에 설치한 것은 환자의 비명이 입원 환자에게 들리지 않게 하기 위한 배려였다.) 나무로 만든 수술대에 출혈 흡수용 톱밥이 깔리고, 핏자국으로 얼룩진 낡은 가죽 앞치마(권위를 나타내기 위해 일부러 세탁하지 않았다고 한다.)를 두른 외과 의사가 조수들을 앞세우고 입장할 때면 관객석에서 박수가 터져 나왔다. 환자는 의자에 앉은 상태로 수술을 받는 경우도 많았는데 더러는 수술이 무서워진 환자가 갑자기 도망을 가면 조수가 쫓아가 잡아 오는 일도 있었다.

이 시기까지는 수술 자체가 드문 일이었지만, 그 종류도 극히 제한되어 있어서 대부분이 신체 표면에 생긴 종양, 또는 팔이나 다리의 절단이었으며, 얼마나 빨리 수술을 해치우는가가 의사의 실력을 평가하는 기준이었다. 일례로 나폴레옹의 러시아 원정 시 보로디노 전투에 참전했던 도미니크장 라레는 포탄이 터지는 들판을 수술장 삼아 하루 200건의 사지 절단술을 시행했는데 한 건당 실제로 걸린 시간은 4분 정도였다고 한다. 또 영국의 애스틀리 쿠퍼는 1824년 고관절 부위에서 넓적다리를 절단하는 데 20분 걸렸다고 하는데, 10년 후 제임스 사임(James Syme, 1799~1870년)은 같은 수술을 90초에 끝냈다고 기록되어 있다. 30초 사지 절단술로 이름을 날린 로버트 리스턴은 시간을 절약하기 위해서 양손을 사용하는 동안에는 수술 칼을 입에 물고 있었다고 한다.

56장

한 번에 3명이

사망률 300퍼센트의 수술

마취도 항생제도 없던 19세기 초에는 수술을 해야 한다는 의사의 이야기가 오늘날 암에 걸렸다는 말보다 더 무서운 것이었다. 보호자들은 수술을 하기 전에 의사와 장례 절차를 상담하는 것이 보통이었다. 복부나 흉부를 여는 것은 곧 죽음을 의미했고, 아무리 간단한 수술도 수일 후에 패혈증으로 사망하기가 일쑤였다. 수술을 비관해 자살하는 환자도 드물지 않았다.

수술의 대부분을 차지했던 것은 사지 절단술이었다. 술이나 아편을 먹은 환자의 입에 재갈을 물리고, 여러 명의 조수가 환자가 몸을 움직이지 못하도록 붙들면 집도의가 수술을 시작했다. 그런데 수술에 동반되는 출혈과 통증을 최소화하기 위해서는 무엇보다도 속도가 중요했다. 의사들의 실력도 수술에 걸린 시간으로 비교되는 것이 보통이었다.

1840년대에는 영국의 로버트 리스턴이 세계에서 제일 수술을 잘하는 의사로 알려져 있었다. 그는 묘지에서 시체를 몰래 빼돌려서까지 연구를 한다는 소문이 돌던 해부학의 권위자이기도 했다. 수술할 곳의 구조를 잘 알아야만 재빨리 팔이나 다리를 떼어 낼 수가 있기 때문이었다. 그의 수술에는 많은 구경꾼이 몰려들었다. 그는 언제나 학생들에게 "신사 여러분, 시간을 재도록!"이라고 말하는 것을 신호로 수술을 시작했다. 학생들은 각자 회중 시계를 꺼내 시간을 쟀고, 과감한 칼질과 빠른 톱질이 특징인 그의 수술은 보는 이의 눈이 어지러울 정도로 현란한 것이었다. 신속한 수술을 위해 양손을 써야 할 때 리스턴은 칼을 입에 물었다. 그의 고관절 절단술 기록은 약 2분이었다.

이렇게 분초를 다투며 서두르는 수술은 때로 어처구니없는 결과를 가져오기도 했다. 어느 날 리스턴은 약 2분 30초 만에 한 환자의 다리를 고관절 부위에서 절단했다. 그런데 수술하는 동안 환자가 움직이지 못하도록 붙들고 있었던 조수가 그의 톱에 손을 베었다. 환자와 이 조수는 상처 부위가 곪아 며칠 후에 패혈증으로 사망했다. 또 한 명, 견학 중이던 어느 의사는 그가 도구를 바꾸는 과정에서 칼에 외투를 찔려 그 자리에서 심장 마비로 죽었다. 한 번의 수술로 3명이 죽은, 수술 사망률 300퍼센트를 기록한 전설적인 수술이었다.

당시는 세균이나 소독이라는 개념이 없었기 때문에 수술 환자는 대부분 상처에 감염된 세균 때문에 사망했다. 그리고 사망자가 워낙 많았기 때문에, 요즘과는 달리 환자가 수술을 받고 죽어도 사회적으로 큰 문제가 되지 않았다.

리스턴은 미국에서 시작된 마취를 유럽에서 처음으로 도입한 외과 의사이기도 했다. 첫 마취 수술이 끝난 후 그가 했다는 "이 양키의 속임수는 최면술보다는 훨씬 나은데."라는 말도 의학사에 남은 어록 중의 하나다. 이 수술에서 그는 너무 서두른 나머지 엉뚱한 쪽 다리를 절단했다고 전하는 문헌도 있다. 1840년대 중반에 발명된 마취법은 외과 의사가 수술 시간에 집착하지 않아도 되도록 해 주었고, 정확하고 정밀한 수술을 최고의 가치로 여기는 새로운 전통이 점차 확립되기 시작했다. 수술 속도만을 우선시하던 리스턴과 같은 구시대의 명의는 마취법의 발전과 더불어 역사의 뒤안길로 사라져 갔다.

57장

실제로 보면서 연구했습니다

배에 뚫린 구멍으로 밝혀진 소화 기제

1822년 6월 6일, 미국 미시간 주 에리 호수 속의 작은 섬 매키낙에서 덫을 놓아 사냥을 하며 살아가던 20세의 프랑스계 아메리카 원주민 소년 알렉시스 생 마르탱(Alexis St. Martin, 1802~1880년)이 총에 맞아 중상을 입었다.[1] 그런데 워낙 변경이라 민간인 의사는 없었고, 인근의 국경 수비대 군의관인 윌리엄 버몬트(William Beaumont, 1785~1853년)가 치료를 담당하게 되었다.

버몬트는 1미터 거리에서 발사된 머스킷 총으로 생긴 복부의 커다란 상처와 부러진 갈비뼈 등을 살펴보며 응급 처치를 했는데, 모든 사람이 회복 불가능하다고 생각했으나 1년 이상 계속된 치료 덕분에, 배에 지름 약 3센티미터의 구멍(위루)이 남기는 했지만, 소년은 기적적으로 건강을 되찾았다. 아마도 젊고 건강했기 때문에 가능했던

일 같다.[2]

소년의 배에 생긴 구멍은 위와 직접 통해 있었는데, 크기도 상당히 커서 음식을 먹을 때는 내용물이 흘러나오지 않도록 구멍을 막아야 할 정도였다. 버몬트는 의학 연구에 관한 훈련을 받은 적 없는 일개 군의관이었지만, 이 환자가 사람의 소화 기능 연구에 엄청난 가치를 지닌 실험 재료라는 사실을 깨달았다. 시골 숲속의 주둔지에서 딱히 할 일도 없었던 버몬트는 사고로부터 3년째 되는 해에 소년의 위루를 이용한 역사적 실험을 시작했다. 버몬트는 실로 묶은 음식을 소년의 배 구멍을 통해 위에 넣고 소화가 일어나는 시간과 정도를 비교하면서 식사와 위액 분비 사이의 관계를 관찰해 보았다. 그가 실험에 사용한 음식물은 다양했는데, 양념한 쇠고기, 소금을 친 돼지비계, 소금 친 쇠고기, 데친 다음 소금을 친 쇠고기, 빵, 양배추 등이었다.

어떤 음식물이 빨리 소화가 되는지, 혹은 소화가 잘 안 되는지 등을 알아보는 것은 지금으로서는 단순한 일이지만 동물 실험 말고는 이에 관한 자료가 전혀 없던 당시로는 획기적 연구였다. 그리하여 배에 난 구멍을 통해 소년의 위에 들어간 음식물의 상태에 관한 연구, 즉 일정 시간 후에 양배추와 빵은 반쯤 소화되었으나 고기는 변화하지 않았다든지, 양념을 많이 한 쇠고기가 일부 소화될 동안 날고기는 표면이 약간 부드럽게 변하지만 크기는 그대로였다는 등의 인체 실험이 1833년까지 10년간 238회에 걸쳐 계속되었다.

생 마르탱 소년은 이 실험을 싫어했다. 위루가 완전히 나았다고 해도 배의 구멍으로 끈을 묶은 음식물을 넣었다가 빼는 일을 반복하다 보면 상처 부위가 아프거나 불편했을 터였다. 그래서 그는 때로 버몬트의 연구에 협조를 하지 않았던 것 같다. 실제로 생 마르탱은 버몬트가 1825년에 뉴욕에서 실험을 할 예정으로 2개월 휴가를 받았을 때, 정든 고향을 떠나기 싫어서 버몬트에게 알리지 않고 사라져 버렸다. 23세였던 생 마르탱은 그 후 마리 졸리(Marie Joly, 1810~1880년)라는 여성과 결혼도 하고 허드슨 베이 사에 취직도 해서 살았으나 1829년에 생활이 어려워지자 800루블을 받는 조건으로 버몬트에게 돌아왔다. 이때 생 마르탱은 부인과 두 아이를 가진 가장이었다. 그는 1831년에도 고향으로 돌아갔다가 1832년 10월에 돌아왔는데, 버몬트는 숙소와 빵, 그리고 선수금으로 40달러를 주고 나중에 110달러를 지불하는 조건으로 최대한 연구에 협조하겠다는 문서를 작성해 생 마르탱의 서명을 받았다. 문맹이었던 마르탱은 문서에 자신만의 표시를 했다고 한다.

버몬트는 생 마르탱을 미국 육군 병사로 편입시켰다. 육군은 병사에게 15달러 정도를 월급으로 지급했기 때문에 버몬트는 돈을 절약할 수 있었다. 그러나 생 마르탱은 번번이 돈을 더 달라고 요구했고 1833년에는 버몬트가 1년에 100달러를 따로 지급하는 계약서를 쓰기도 했다. 1834년 버몬트가 하원에서 증언한 바에 따르면 생 마르탱에게 들어간 개인적인 돈은 다해서 약 4,000달러 정도나 되었다. 한편 생 마르탱은 1834년 봄에 고향에 가도 된다는 허락을 받은 후 돌아오지 않았는데 이때는 버몬트의 논문이 거의 완성되어 있던 시점이었다.[3]

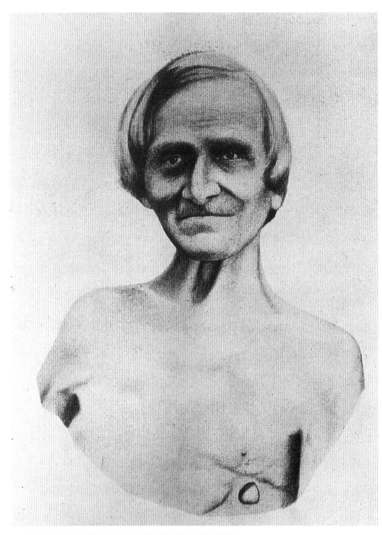

노년의 생 마르탱을 찍은 사진. 왼쪽 배에 위루의 모습이 보인다.

이 기괴한 실험으로 사람의 위액 속에 염산 성분이 있고, 알코올은 위에 염증을 일으키며, 음식을 섭취하면 위액 분비가 증가한다는 사실이 알려지게 되었다. 버몬트는 또 위액 속에 단백질을 소화시키는 성분이 있다고 주장했는데, 이것은 후일 단백질 분해 효소인 펩신(pepsin)으로 밝혀졌다. 1834년 발표된 버몬트의 논문 「위액의 관찰과 소화의 생리(Experiments and Observations on the Gastric Juice and the Physiology of Digestion)」는 유럽 전역에 번역 출판되어 각국의 의학 연구자에게 큰 영향을 미쳤다. 그는 이 연구로 유명 인사가 되었다. 생 마르탱도 유명해져서 실험이나 시연을 위해 초대하는 연구자가 꽤 있었지만, 모두 거절했다고 한다. 그러면서도 그는 버몬트가 영예를 혼자만 누리는 것을 섭섭하게 생각했다. 생 마르탱은 평생 어렵게 살면서도 아이를 20명이나 낳았는데 1880년 78세를 일기로 사망했다.

이 사건은 19세기 초 변방에 자리했던 미국 의학이 세계 의학사에 기여한 중요한 업적 중의 하나로 기록되어 있다. 버몬트는 1839년 군에서 전역했고, 미주리 주 세인트루이스에 개업해 1853년 얼음이 언 계단에서 미끄러져 사망할 때까지 평범한 의사로서 남은 생애를 보냈다.

58장

일단 빼고 보자

미국 초대 대통령의 죽음

1799년 12월 14일 새벽, 미국의 초대 대통령이었던 조지 워싱턴 (George Washington, 1732~1799년)은 목이 쉬어 눈을 떴다. 오전 6시쯤에는 열이 났고 호흡이 힘들어졌다. 67세였던 환자는 열을 내려야 한다며 당시 고열 치료의 상식이었던 방혈을 고집했다. 마운트 버논 농장에 상주하던 방혈 치료사가 혈관을 째고 먼저 약 0.5리터의 혈액을 방출시켰다. 곧 세계 최고 명문이었던 영국 에든버러 의과 대학을 졸업한 제임스 크레이크(James Craik, 1727~1814년)와 구스타프 리처드 브라운(Gustavus Richard Brown, 1747~1804년)이라는 두 노의사가 불려 왔다. 그들은 환자의 피를 두 차례 더 뽑았다.

오후에는 필라델피아 의과 대학에서 수학한 젊은 의사 엘리샤 딕(Elisha Dick, 1762~1825년)이 와서 기관지 절개로 호흡을 확보하자는 새로운 방법을 제안했지만, 선배 의사들은 이 위험한 치료법을 거절하고 대신 경험적으로 안전하다 믿었던 방혈을 네 번째로 시행했다. 환자에게 뽑은 혈액 총량은 이제 약 2.5리터에 달했다. 호흡 곤란은 점점 더 심해졌다. 이윽고 오후 10시가 좀 넘은 시각 환자는 사망했다. 189센티미터의 장신이었던 초대 대통령의 시체는 저택의 테이블 위에 모셔졌다. 소식을 듣고 유족이 농장으로 모여들기 시작했다. 다음 날 정오가 지난 시각, 생전에 고인과 가까이 지냈던 윌리엄 손턴(William Thornton, 1759~1828년)이 워싱턴의 의붓손녀 엘라자베스 커티스 로(Eilzabeth Custis Law, 1776~1831년)와 나타났다.

영국령 서인도 제도에서 태어나 잉글랜드의 랭커셔에서 자란 손턴은 미국 의회 의사당 건물을 지은 건축가로 유명하지만, 원래는 에든버러 의과 대학을 거쳐 애버딘 의과 대학을 졸업한 의사였다. 그가 조지 워싱턴의 사망 현장에서 보고 느낀 것은 간단하고도 명료한 사실이었다. "환자는 피가 부족했고 공기를 원하다가 사망한 것이었다." 그는 다음과 같이 기록하고 있다. "우선 찬물로 그를 녹인 다음, 담요에 싸고 점차 마찰을 가해 온기를 되돌리고, 기관을 절개해서 인공 호흡을 시키며, 혈관을 통해 양의 피를 수혈한다면 살릴 수 있다고 확신했다."

그러나 유족의 반대로 이 조치는 실행에 옮겨지지 않았다. "만약 환자를 되살리는 것이 가능하다고 하더라도 '명성과 명예로 가득한 인생을 보냈고, 노화의 고통에서 벗어났으며, 자신의 모든 재능을 충분히 즐겼고, 영생이 준비되어 있는' 하나의 생명이 일단 떠난 마당에 그것을 되돌리는 것이 좋은 일만은 아니다."라는 유족의 설득을 손턴이 받아들였기 때문이었다. 어쨌든 피를 뽑기만 하던 시대에 금기였던 수혈을 생각했고, 죽은 자의 회생 치료라는 불가능에 도전하려 했던 그의 접근 방법은, 약간 우스꽝스럽기는 하지만 나름 논리적 근거가 있었고 당시로는 매우 독창적이면서도 진보적인 것이었다.

　그 후 이 죽음은 방혈 치료의 폐해를 보여 주는 좋은 예로 널리 알려졌다. 현대식으로 표현하면 여러 의사가 모여서 상의한 후 치료를 한답시고 감기(인후염 또는 디프테리아)에 걸린 노인에게서 피를 2.5리터나 뽑았다는 것인데, 200여 년 동안 미국 초대 대통령의 직접 사인이 실혈인지 질식인지에 관해서는 여전히 결론이 나지 않은 상태로 있다.

59장

누구를 위한
죽음이었나

영국 왕의 미심쩍은 안락사

에드워드 도슨(Edward Dawson, 1864~1945년)은 1928년 폐렴에 걸린 국왕 조지 5세(George V, 1865~1936년)의 목숨을 구해 일약 국가적 유명인이 된 의사였다. 그는 왕립 의과 대학 학장을 역임했고 영국 의사 협회 회장에 두 번이나 선출된, 의료계의 신망이 두터운 지도자이기도 했다. 그는 1945년에 사망했는데 그의 일기장이 1986년 세상에 알려지면서 그가 명성에 걸맞지 않은 비윤리적 행위를 했다는 비판이 일게 되었다. 그동안 비밀로 붙여졌던 조지 5세의 사망에 관한 진실이 50년 만에 드러났기 때문이다. 그는 일기장에 자신이 1936년 1월 심장과 폐의 만성 질환으로 혼수 상태에 빠진 국왕에게 치사량의 모르핀과 코카인(cocaine)을 주사했다는 사실을 기록했던 것이다.

왕실 주치의였던 도슨이 왕이 체재하던 노퍽 주의 왕실 별장

샌드링엄 하우스로 불려간 것은 1월 17일이었다. 이때만 해도 왕은 난로 앞에 놓인 의자에 기대 큰 고통 없이 안정을 유지할 수 있었으나 이날 이후부터 점차 기력이 쇠약해지면서 의식도 희미해지기 시작했다고 한다. 그러던 1월 20일 오후 9시 25분쯤 도슨 박사는 국왕의 생명이 평화롭게 종언을 고하려 한다고 사람들에게 알렸다. 그로부터 1시간 30분 후, 오후 11시에 자신이 한 행동을 그는 다음과 같이 일기에 적었다.

> 11시경이 되자 사망이 임박했다는 사실은 명확했다. 그러나 환자의 상태로 보아 임종까지는 아직도 많은 시간이 걸릴 것 같았다. 단지 기계적인 사망을 기다린다는 일은 이미 엄청난 고통을 받고 있는 친지들을 지치게 할 뿐이었다. 그래서 나는 상황을 끝내기로 결심하고 (스스로) 모르핀 4분의 3그레인(약 0.0486그램)과 코카인 1그레인(약 0.0648그램)을 환자의 목정맥에 차례로 주사했다.

그는 다른 두 사람의 의사와 상담하지 않고 모든 일을 혼자 처리한 것으로 알려졌다. 그 이유는 아마도 국왕의 간호를 담당하던 간호사가 치명적인 주사를 놓으라는 도슨의 지시를 거부했기 때문인 것 같다. 이 간호사는 끝까지 비밀을 지켰는데 1939년에 출판한 자서전에서도 이 사실을 다루지 않았다.

도슨은 일기 속에 자신이 취한 행위의 이유로 몇 가지를 들고 있다. 그중 하나는 국왕의 사망 기사가, 뒤늦게 인쇄되어 배부되는 여

DEATH OF THE KING

A PEACEFUL ENDING AT MIDNIGHT

ROYAL FAMILY'S LONG VIGIL

PARLIAMENT TO MEET THIS EVENING

It is with the most profound regret that we have to announce the death of His Majesty King George, which occurred at 11.55 last night.

The official bulletin announcing the end was in the following terms:—

> Death came peacefully to the King at 11.55 p.m. to-night in the presence of Her Majesty the Queen, the Prince of Wales, the Duke of York, the Princess Royal, and the Duke and Duchess of Kent.
> FREDERIC WILLANS
> STANLEY HEWETT
> DAWSON OF PENN

The following bulletin was issued at Sandringham at 9.25 last night:—

> THE KING'S LIFE IS MOVING PEACEFULLY TOWARDS ITS CLOSE.
> FREDERIC WILLANS
> STANLEY HEWETT,
> DAWSON OF PENN.

About 10.30 p.m. it was intimated that there would not be any further bulletins until the doctors had to announce the end.

The public had been to some extent prepared for the graver news which was to follow by the bulletin issued earlier in the evening. It was posted at Sandringham at 5.30, and signed by the three doctors in attendance on the King. The bulletin read as follows :—

> THE CONDITION OF HIS MAJESTY THE KING SHOWS DIMINISHING STRENGTH.

The earlier news during the day had given rise to some hope. At 10.45 a.m. the following statement was officially issued :—

> The King has had a more restful night. There is no substantial change to record in his Majesty's condition.

Parliament will meet at six o'clock this evening.

The B.B.C. has cancelled its programmes for to-day, and wireless announcements will be confined to the weather and shipping forecasts, and to statements and news bearing on the situation created by the death of the King.

A TENSE DAY AT SANDRINGHAM

ACTIVITIES THIS MORNING

FROM OUR SPECIAL CORRESPONDENT

KING'S LYNN, JAN. 21

A day of tense anxiety, during which the Queen and her family have hoped against hope that the King's remaining strength would withstand the strain put on it, ended under the shadow of bereavement for them and for the nation.

It was some minutes after midnight when the official announcement of the King's death was made. Shortly afterwards it was posted on the gates of Sandringham House. The end is understood to have been quite without pain, after alternating periods of unconsciousness and consciousness.

This morning the death chamber is in darkness, but lighted rooms elsewhere bear witness to the many formalities attendant on the death of King George and the accession of his successor which are being set in train. The new King himself was in consultation in the early hours with the Duke of York and Lord Wigram over the arrangements for the funeral. He will travel by road to London for to-day's Accession Council. The Archbishop of Canterbury and the Home Secretary will probably be present at this ceremony.

The body of King George will be taken to-day from Sandringham House to the Church of St. Mary Magdalene, in which he worshipped when in residence here. It is expected that the body will remain there till the funeral arrangements are completed, and that the plans for the lying in state, probably in Westminster Abbey, will be announced during the day.

MINISTERS' ARRIVAL

It had been a day of comings and goings at Sandringham. Much interest was shown in the arrival of members of the Privy Council who travelled from London to attend the meeting of the Council at which Counsellors of State were appointed to perform various public

Sandringham House about half-past 2 and drove to the aerodrome at Bircham Newton, where the three Ministers boarded an aeroplane to fly back to London. There was no room for Sir Maurice Hankey in the machine, so he went on to Wolferton and travelled back to London by train.

The Duchess of Kent arrived at Sandringham in the afternoon, having travelled by train to Wolferton. There was brilliant sunshine during the afternoon, and the Queen, the Princess Royal, and other members of the Royal Family walked in the grounds for a short time after luncheon. Throughout the day people waited near the main gates of Sandringham House anxious for news of the King's condition.

NEWS BROADCAST

PRIME MINISTER TO SPEAK TO-NIGHT

At 12.15 a.m., just after Big Ben had struck the quarter-hour, the announcer of the B.B.C. read a statement to-night at 9.30 the Prime Minister will address the nation. There will be announcements at 7.30, at 9, and 10.15 this morning, and at other times throughout the day.

After the early evening bulletin concerning the King had been broadcast at 9 o'clock last night it was announced to listeners that the B.B.C. felt that in view of the gravity of the bulletin none of them would be in a mood to listen to the two variety programmes which had been arranged to follow in the London Regional programme. A programme of music by the B.B.C. Theatre Orchestra was accordingly substituted for the time being.

Immediately after the 9.25 bulletin had been broadcast it was announced that all stations of the B.B.C. would close down except for the transmission of bulletins.

At 10 o'clock there was broadcast a five-minutes service of recollection and prayer for the King. The service began with the singing of the 23rd Psalm, and prayer for the King, the Royal Family, and for the nation.

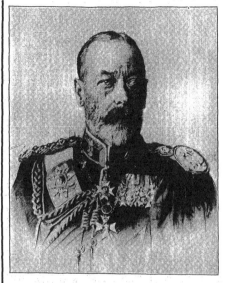

AT THE PALACE GATES

CROWD'S SILENCE IN SYMPATHY

The anxiety for the King which had been manifested in London throughout the day was intensified by the increasing gravity of the later bulletins, and last night there were striking demonstrations of sympathy and affection by great crowds which had gathered outside Buckingham Palace.

The bulletin issued from Sandringham stating that the King's life was drawing peacefully towards its close was posted outside Buckingham Palace at 10.15.

During the quarter of an hour that had passed since the removal of the previous bulletin the crowd had increased to at least 2,000, and seemed to include men and women in every walk of life.

The crowd waited in complete silence until the notice board bearing the bulletin had been affixed to the railings. Then, while those in front scanned it, others behind murmured impatiently, "Read it out." A boy who had been pressed close against the railings climbed up and in a clear, high-pitched voice passed on the news. It was the first definite indication that the King's life was despaired of. Women turned away in grief, men bared their heads, and for several minutes there was complete silence. On the fringe of the big crowd came other hurrying people, and those passing slowly out told them what the bulletin contained.

CROWD'S ANXIETY

Towards 11 o'clock the crowds were greatly increased again by people coming out from the theatres. There was a constant stream of cars passing in front of the Palace gates. Cars had by that time been parked for a long way along Constitution Hill, their owners having alighted to join the crowds outside the Palace gates in an effort to see the latest bulletin or to hear any later news. The crowd was anxious rather than impatient, and, although the pressure of people was very great, there was little pushing.

The traffic had to be specially regulated by this time because of its increase. At 11 o'clock, too, the guard was changed and people had to be cleared away from the railings in front of the gates so that the sentries might pass.

At midnight there was still a great crowd of people outside the gates. No fresh

PARLIAMENT TO MEET TO-DAY

SUMMONED FOR 6 P.M.

The following official notice was issued at 10, Downing Street, at 12.45 a.m. :—

" In pursuance of the Succession to the Crown Act, 1707, Parliament must meet immediately on the demise of the Crown. Arrangements have accordingly been made for the House of Lords and the House of Commons to meet on Tuesday, 21st of January, at 6 p.m."

VOTES OF CONDOLENCE AND CONGRATULATION

From Our Parliamentary Correspondent

Both Houses of Parliament will meet at 6 p.m. to-day to take the Oath of Allegiance to the new King. The demise of the Crown is the only event which requires an immediate meeting of both Houses of Parliament, even if they should, as in the present instance, be in Recess. Parliament is required by Statute to meet without the usual summons.

King Edward died on Friday, May 6, 1910, at 11.45 p.m., and both Houses met on the following afternoon. It happened that the Lord Chancellor was in London, and the swearing-in of peers began at once. In the House of Commons, however, the Speaker, the Deputy-Speaker, and the Deputy-Chairman of Committees were not available and, as it was held by the authorities that a House could not be properly constituted without the presence of at least one of these officials, the House stood adjourned on the motion of Mr. Lloyd George, then Chancellor of the Exchequer, until the Monday afternoon, when the swearing-in of members began and was continued on the later days of the week.

Until this has been done no other business can be transacted. The next stage, so far as Parliament is concerned, is for the King to inform the two Houses of his accession to the Throne. This was done on Wednesday, May 11, 1910. The message was brought to the two Houses by Lord Crewe and by Mr. Asquith, and was in the following terms :—

The King knows that the House of Commons shares in the profound and sudden sorrow which has fallen on his Majesty by the death of his Majesty's father, the late King, and that the House entertains a true sense of the loss which his Majesty and the nation have

House and the nation will ever preserve toward her Majesty sentiments of unalterable reverence and affection.

The authority to Parliament to meet and act on the death of the Sovereign was given by the Succession to the Throne Act, 1707. Before the passing of that Act Parliament had met on a Sunday, the first similar occasions, on the death of Queen Anne, George the Second, and of George the Third. Before 1688 a Parliament was dissolved by the demise of the Crown : there after a Parliament was determined six months after the death of the Sovereign until 1867, when the Reform Act provided that the Parliament in being at any future demise of the Crown should not be determined by such demise but should continue as long as it would have otherwise continued, unless dissolved by the Crown.

THE PROCLAMATION

Before Parliament can assemble is the duty of the Lords of the Privy Council to meet and approve the Proclamation announcing the accession of the new monarch. Members of the Privy Council will receive a summons from the Lord President of the Council, and the Accession Council will be held at the earliest possible moment in the Banqueting Hall of St. James's Palace. The Proclamation of the new King will be read by the Clerk of the Council, Sir Maurice Hankey, and will be signed by members of the Privy Council present. When King George succeeded to the Throne in 1910 the Proclamation was signed by 140 Privy Councillors and others. Its customary phrasing is :—

We, the Lords spiritual and temporal of this realm, being assisted with these of His late Majesty's Privy Council, with numbers of other gentlemen of quality, with the Lord Mayor, Aldermen, and citizens of London, do hereby with one voice and consent of tongue and heart publish and proclaim—

The members of the Council will then take the Oath of Allegiance to the new Sovereign, who will enter the Council Chamber, address the members of the Council, and make the Accession Declaration, which, under the Act of 1910, is couched in the following terms :—

I [here insert the name of the Sovereign] do solemnly and sincerely in the presence of God profess, testify, and declare that I am a faithful Protestant, and that I will, according to the true intent of the enactments which secure the Protestant succession to the Throne of my Realm, uphold and maintain the said enactments to the best of my powers according to law.

The new King has then to take the Oath relating to the security of the Church of Scotland.

THE KING'S LAST ACT

A COUNCIL OF STATE

1936년 1월 21일자 《타임스》 신문.

타 신문이 아닌, 영국의 전통을 잇는 《타임스(*Times*)》의 아침 초판에 실려야 하기 때문이라는 것이었다. 그는 이를 확실히 하기 위해 런던에 있던 부인에게 《타임스》에 왕의 죽음을 알리라며 전화를 하기도 했다. 그가 주장한 또 하나의 이유는 "임종을 기다리는 왕실 가족의 고통을 더는 두고 볼 수 없어서"였는데, 육체적이건 정신적이건 당시 왕의 임종을 지켜보며 고통 받던 가족은 아무도 없었다.

돌이켜 생각해 보면 왕이 일찍 사망해서 고통을 덜 받는 인물은 도슨이었다. 자신의 런던 진료소에서 다음 날 아침 환자를 진료해야 했으니 말이다. 그는 일기에 (그해 12월 상원에서 안락사에 반대하는 입장을 표명했음에도 불구하고) 자신이 왕에게 시행한 처치를 "자비심에서 우러난 안락사 혹은 그와 유사한 죽음"이라고 기술하고 있다. 그러나 환자의 사전 동의 없이 행해진 이런 처치는 아무리 너그럽게 보더라도 윤리적 문제가 있었다. 따라서 왕의 죽음은 '의사가 협조한 안락사', 즉 '의사 조력사'라기보다는 '의사의 개인적 편의를 위한 타살'에 가깝다고 할 수 있다. 왜냐하면 편의를 가장 많이 본 사람이 다름 아닌 도슨 자신이었기 때문이다.

60장

고통은
사라졌지만……?

마취법 이후의 수술

고통 없는 수술이 가능해지자, 수술 횟수가 늘어났고, 결과적으로 더 많은 환자가 죽었다. 마취가 너무 깊거나 길어져서 깨어나지 못하고 죽는 환자도 많았다. 그러나 이런 문제는 동물 실험으로 쉽게 교정이 가능했다. 생리학자들은 전신 마취 상태에서의 수술은 1시간 정도가 적당하다는 결론을 내렸다. 30초 안에 팔이나 다리를 잘라 내는 실력을 자부하던 외과 의사들에게 이는 엄청나게 긴 시간이었다. 환자의 주된 사망 원인은 당시 의학계가 도저히 이해하지 못했던 수술 후 세균 감염이었다.

어쨌거나 외과 의사들은 이제까지 꿈도 꾸지 못하던 수술에 도전하기 시작했다. 새로운 수술 방법이 개발되었고 수술용 기구의 발명도 연달아 이어졌다. 금기로 여겨졌던 신체 부위의 수술이 시작되었다. 대표적인 예는 배를 열어 난소에 생긴 종양을 떼어 내는 난소 적출술이었다. 의사들이 난소부터 손을 댄 이유는, 마취가 없었던 1809년에 미국의 이프레임 맥도웰(Ephraim McDowell, 1771~1830년)이 이 수술에 성공했기 때문이었다. 그는 점점 커지는 난소 종양으로 몸을 잘 움직이지도 못하게 된 제인 크로포드(Jane Crawford, 1763~1842년) 부인의 뱃속에서 25분 만에 무게가 10킬로그램이 넘는 난소 종양을 들어내는 데 성공했다. 환자는 수술 5일 후에 스스로 침대를 정돈했을 정도로 회복이 빨랐다고 한다.

그런데 그로부터 반세기나 지난 19세기 후반, 저명한 유럽 외과 의사들의 난소 적출 수술 후 사망률은 30~50퍼센트에 달하고 있었다. 또 반대로 눈에 띄게 우수한 성적을 거둔 영국의 로슨 테이트(Lawson Tait, 1845~1899년) 같은 의사도 있었다. 그의 수술 후 사망률은 3.3퍼센트에 불과했는데, 항상 끓인 물과 실을 사용했고 절개와 조작을 최소한으로 억제한 것이 이유였다고 한다. 55퍼센트의 사망률을 자랑(?)했던 프랑스의 오귀스트 넬라톤(Auguste Nélaton, 1807~1873년)은 성적이 좋은 의사들이 개인 주택에서 수술한다는 사실에 착안해 외딴 곳에 새 수술실을 만들었다. 그러나 이곳에서 수술한 환자 12명이 계속해서 사망해 버리자 귀신이 붙은 곳이라며 장소를 옮겼다고 한다.

실패를 거듭하던 외과 의사들이 경험적으로 얻은 교훈은 이런 것이었다.

첫째: 큰 병원에서는 수술하지 말 것.

(나중에 밝혀지지만, 큰 병원은 수술 후 감염의 확률이 높았다),

둘째: 수술 전 손을 씻을 것.

셋째: 청결한 기구를 사용할 것.

넷째: 상처에 손을 직접 대지 말고 기구의 끝부분으로 수술할 것.

다섯째: 수술 후 고름을 빼기 위해 고무나 유리로 된 심지를 박을 것.

외과는 이렇듯 무수한 환자의 희생 위에 쌓인 경험에 의존해 느리지만 꾸준히 개선되기 시작했다. 그러나 이즈음 곳곳에서 시도되었던 자궁 적출, 위, 장 수술 역시 사망률이 50~70퍼센트에 달했으므로 마취법 도입으로 끓어올랐던 수술 열기는 점차 식어 갔다.

세균 감염이라는 외과의 마지막 장애물은 1865년 수술에 소독이라는 개념을 도입한 리스터에 의해 극복되었다. 파스퇴르나 코흐 같은 세균학자들이 상처 부위에서 균을 발견한 것은 그 직후의 일이었다.

61장

제1차 세계 대전은
막을 수 있었다?

프리드리히 황태자와 후두암

독일 제국 황태자의 목소리에 이상이 생긴 것은 1887년 1월이었다. 주치의들은 당시 55세였던 프리드리히 빌헬름 폰 프로이센(Friedrich Wilhelm von Preußen, 1831~1888년) 황태자가 며칠이 지나도 차도가 없자 베를린 대학교의 카를 게르하르트(Carl Gerhardt, 1833~1902년) 교수를 초빙했다. 교수는 환자의 왼쪽 성대에서 목소리 이상의 원인인 종양을 발견하고 절제를 시도했으나 여의치가 않았다. 남은 선택은 전기로 종양을 태워 없애는 것이었다. 그러나 2주간의 지짐술 치료에도 종양은 점점 커질 뿐이었다.

　5월 하순이 되도록 상태는 호전되지 않았다. 의사단은 비밀리에 황태자의 목을 수술하기로 결정했다. 그러나 이 시도는 철혈 재상 오토 폰 비스마르크(Otto von Bismarck, 1815~1898년)에게 발각되어 중지되었다. 90세인 현 황제의 대를 이을 황태자의 목숨이 걸린 국가의 대사를 몇몇 의사의 판단에만 맡길 수 없다는 것이 신중한 비스마르크의 생각이었다.

런던에서 개업 의사로 일하던 모렐 맥켄지(Morell Mackenzie, 1837~1892년)가 황태자비의 요청으로 의사단에 합류한 것은 이 시기였다. 스코틀랜드 출신인 맥켄드는 영국 유명인치고 그와 저녁 식사를 하지 않은 사람이 드물다고 알려진, 주로 명사와의 친분을 과시하는 수법으로 성공한 사나이였다. 동료 의사들은 그를 돌팔이라고 부르며 경멸했지만, 의료계의 내막을 잘 몰랐던 빅토리아 여왕은 독일 황태자에게 시집간 사랑하는 딸을 위해 런던에서 가장 유명한 맥켄지를 추천했던 것이다.

독일로 간 맥켄지는 황태자의 성대에서 조직을 채취해 당대 최고의 병리학자였던 루돌프 피르호(Rudolf Virchow, 1821~1902년) 교수에게 진단을 의뢰했다. 그런데 채취 방법에 문제가 있었는지 조직검사 결과가 암이 아니라고 나왔다. 맥켄지는 그 후로도 여러 번에 걸쳐 황태자의 성대를 진찰하고 번번이 암의 가능성은 없다고 보고했다. 황태자 부처는 그의 실력을 의심하는 독일 의사들의 말에 귀를 기울이지 않았다. 그렇게 세월이 흘러갔다. 황태자는 쇠약해졌고 종양은 더 커져서 반대쪽 성대에까지 퍼지고 있었다. 11월이 되자 결국 황태자의 종양이 후두암이라는 사실이 밝혀졌다.

뒤늦게 이 사실을 알게 된 언론은 들끓었다. 특히 영국 여왕이 보낸 의사의 실수로 치료 시기를 놓쳤다며 맥켄지와 황태자비를 비난하는 목소리가 높았다. 그런 와중에도 상태는 더욱 악화되었고, 이듬해인 1888년 1월에는 호흡 곤란을 방지하기 위한 기관 절개가 시행되었다. 엎친 데 덮친 격으로 그해 3월 노령이었던 황제가 붕어하자 병상의 황태자는 프리드리히 3세 황제가 되었다. 그러나 기관 절개 때문에 말도 하지 못하는 상태로 즉위한 황제는 재위 99일 만에 기관지 폐렴으로 숨을 거두고 말았다. 다시 공석이 된 독일 제국의 왕위를 계승한 것은 황세손이었던 빌헬름 2세(Wilhelm II, 1859~1941년)였다.

몇몇 역사가는 만약 황태자가 일찍 사망하지 않았다면 유럽 역사가 달라졌으리라고 주장한다. 아내의 조국인 영국을 좋아했고 민주적이며 온화한 성격의 리더였던 그는, 군국주의로 흘러 영국과 대립했던 빌헬름 2세와는 달리 제1차 세계 대전이라는 비극을 막을 수 있었을지도 모른다는 것이다.

여담이지만 프리드리히 3세 황제는 역사상 가장 화려한 주치의 사단을 구성한 기록을 남겼다. 와병 기간 중 용태가 변할 때마다 초빙된 세계 의학계의 권위자가 모두 20명이나 되었던 것이다. 황태자의 후두암을 일찍 간파하지 못해 많은 독일인의 미움을 샀던 맥켄지는 1만 2000파운드의 사례금을 받고 영국으로 돌아갔다.

62장

죽은 사람의 피를 산 사람에게

혈액 은행의 시작

1921년의 어느 날, 런던 적십자 사에 근무하던 퍼시 올리버(Percy Oliver, 1878~1944년)는 출혈이 심한 환자가 있다는 연락을 받고 동료 세 사람과 함께 병원으로 달려갔다. 현장에서 시행한 혈액형 검사에서 그중 한 명이 적합자로 나타나 수혈이 가능했고, 그 결과 환자는 목숨을 건졌다. 이 경험에서 힌트를 얻은 올리버는 지원자들을 모아 혈액을 제공하는 체계를 만들었다. 20명으로 출발한 그의 조직은 1930년까지 2,500여 명의 지원자 연락망을 갖추게 되었고 매년 수백 명의 인명을 구하는 성과를 올렸다. 이 최초의 공혈 체계는 세계 각국의 모범이 되었고 얼마 지나지 않아서 프랑스와 미국, 그리고 (구)소련 등이 이 방식을 도입했다. 그러나 아직도 갈 길은 멀었다.

1930년 3월의 어느 날 밤, 모스크바 스클리포소프스키 병원[1]

응급실에 손목을 칼로 베어 자살을 기도한 한 젊은 기술자가 실려 왔다. 환자는 맥박이 거의 잡히지 않을 정도로 출혈이 심했다. 즉시 대량의 수혈이 필요한 상황이었지만, 등록된 공혈자를 소집할 만한 시간적 여유가 없었다. 수혈 담당 의사 세르게예비치 유딘(Sergeevich Yudin, 1891~1954년)은 중대한 결단을 내려야만 했다. 죽은 사람의 혈액을 수혈하느냐의 여부였다.

시체의 혈액을 수혈에 이용한다는 생각을 처음 해낸 사람은 원래 우크라이나 하리코프 수혈 연구소의 블라디미르 샤모프(Vladimir Shamov, 1882~1962년)였다. 1927년부터 개로 실험을 거듭한 그는 사후 10시간 동안 혈액의 기능이 유지되며 수혈이 가능하다는 것을 밝혀내고 이를 영국의 의학지에 발표했다. 유딘은 그의 강의를 들은 적이 있었지만, 사람에게는 아직 아무도 이런 수혈을 시도한 바 없었다.

유딘은 옆방으로 뛰어갔다. 거기에는 6시간 전에 버스에 치어 사망한 60세 된 노인의 시체가 놓여 있었다. 다행히 이 노인의 혈액형은 환자와 같았다. 유딘은 시체의 배안(복강)을 절개하고 아래대정맥에 주삿바늘을 꽂아 뺄 수 있는 한 많은 양의 혈액을 채취했다. 응급실로 급히 돌아간 그는 동공 반사가 희미하고 맥박이 만져지지 않는 환자의 팔에 이 혈액을 주사했다. 250밀리리터를 주사하자 맥박이 희미하게 느껴지기 시작했고, 150밀리리터를 더 주사하자 호흡이 규칙적으로 변했고 곧이어 의식이 돌아왔다. 나머지 수혈이 끝날 즈음에는 맥박이 확실히 만져지고 얼굴색도 좋아졌다. 환자는 아무런 부작용 없이 이틀 후 퇴원했다.

그 후 모스크바의 구급차들은 사망한 지 얼마 되지 않는 시체를 유딘의 병원에 집중적으로 실어 날랐다. 주로 급사한 사람들의 혈액이 채취되어 보관되었고, 혈액형과 매독 검사를 시행한 다음 시체를 해부해 다른 병이 없는지 확인하는 작업이 뒤따랐다. 수많은 사람이 시체 혈액 덕분에 목숨을 건졌다.

의사들은 이제 생체 혈액의 보존에 초점을 맞추게 되었다. 논리적으로, 시체의 혈액을 보존할 수 있다면 생체의 혈액도 보관할 수 있을 터였다. 최초의 시체 혈액 수혈로부터 수년 후, (구)소련의 의사들은 미량의 구연산을 첨가하면 혈액이 응고하지 않는다는 원리를 혈액 보존에 도입했다. 그리해 1930년대 중반까지 (구)소련 각지에는 60개 이상의 혈액 보존 시설이 설립되어 성공적으로 운영되었고 세계는 이를 뒤따랐다.

한편, 혈액 보존에 관한 (구)소련의 문헌들을 접한 시카고 쿡카운티 병원의 버나드 판터스(Bernard Fantus, 1874~1940년)[2]는 1937년에 공혈자의 혈액을 소량의 구연산이 든 용기에 밀폐해 냉장고에 보존하기 시작했다. 처음 그는 이를 혈액 보존 실험실이라고 불렀으나 나중에 좀 더 부르기 쉬운 이름을 생각해 냈다. '혈액 은행(blood bank)'이었다.

수술로 정신병을 고쳐드립니다

앞이마엽 절개술

매우 유능하고 명랑했던 아일랜드계 미국 노동자 피니어스 게이지 (Phineas Gage, 1823~1860년)는 1847년 산에서 돌을 깨는 발파 작업 중에 불행한 사고를 당했다. 폭발로 날아온 쇠막대가 머리 앞부분에 박힌 것이다. 가망이 없을 것으로 여겨졌던 그는 후송되어 수술을 받고 살아남았다. 그러나 회복된 피니어스의 성격은 극적으로 변해 있었다. 기억이나 지능에는 변화가 없었지만, 발작적이고 거칠어져서 본능적인 욕망에 어긋나는 충고나 제약을 참지 못했다. 사람의 이마엽을 수술하면 성격이 바뀔 수 있음을 분명히 보여 준 예였다.

여기에서 힌트를 얻어 최초로 정신병 환자의 뇌를 수술한 사람이 요한 고틀리프 부르크하르트(Johann Gottlieb Burckhardt, 1836~1907년)라는 스위스 의사였다. 그는 환자 6명의 이마엽을 떼어 내고 1891년

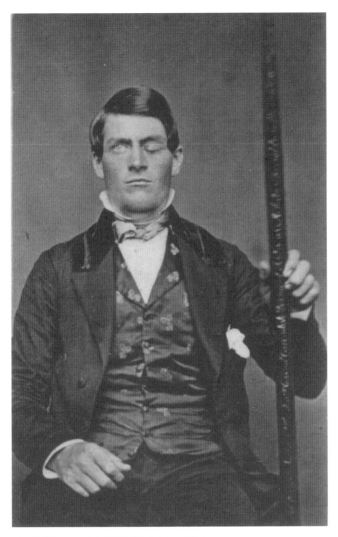

자신의 머리를 뚫은 쇠막대와 함께한 피니어스 게이지.

에 결과를 보고했으나, 윤리적으로 문제가 많았고 사망한 환자도 있었기 때문에 의사들의 호응을 얻지 못했다.

1935년 미국의 존 풀턴(John Fulton, 1899~1960년)은 런던의 신경과 학회에서 이마엽이 파괴된 침팬지가 공격적 성향이 눈에 띄게 줄어들었다고 보고했다. 학회에 참석했던 포르투갈의 신경 외과 의사 안토니오 모니츠(Antonio Moniz, 1874~1955년)는 리스본으로 돌아와 정신병 환자의 시상과 이마엽을 연결하는 신경 섬유를 차단하는 수술을 시도했다. 이 역시 윤리적으로 문제가 없는 것은 아니었지만, 그의 논문이 발표되자 차도가 없는 심한 우울증이나 공격적 성향을 치료하기 위한 마지막 수단으로 여러 의사가 따라 시술하게 되었다. 원래 뇌혈관의 엑스선 조영 촬영을 개발한 것으로 유명했던 모니츠는 이 업적으로 1949년 노벨 생리·의학상을 받았다.

한편 미국의 월터 프리먼(Walter Freeman, 1895~1972년)은 모니츠의 방법을 발전시켜 국소 마취로 수분 이내에 간편하게 앞이마엽 백질을 절개하는 수술을 개발했다. 눈 위의 머리뼈 바닥 부분 뼈에 얼음 깨는 송곳을 대고 망치로 쳐올려서 송곳이 뇌 속에 들어가면 옆으로 휘저어서 신경 섬유를 절단하는 앞이마엽 절개술이었다. 그는 정력적으로 자신의 수술을 전파, 미국 전역의 정신 병원과 수용소에서 부적절한 행동을 하는 환자들을 통제하는 수단으로 대중화했다.

결과적으로 전 세계에서 5만 명이 넘는 사람이, 대개 과학적 근거도 없이, 뇌의 앞부분을 절개하는 수술을 받았다. 그러나 이 수술이 심히 충동적이고 폭력적인 사람을 진정시킬 수는 있지만 부작용도

만만치 않다는 것이 곧 밝혀졌다. 앞이마엽 절개술은 감정이 없고 매사에 무관심하며 자율성이 없는 '좀비' 같은 인간을 만드는 수술이었다. 더구나 미국을 포함한 여러 나라에서 문제아나 반항아, 또는 정치적 반대파 제거에 이 수술을 이용하려는 움직임까지 나타나고 있었다.

다행히 1950년대에 정신병이나 우울증에 대한 약물 치료제가 개발됨으로써 앞이마엽 절개술 시술은 급격히 줄어들었다. 그렇다고 정신병 수술이 완전히 없어진 것은 아니었다. 심한 우울증이나 불안증, 또는 말기 암이나 신경 손상에 따른 만성 통증 등의 경우에 드물게 수술이 바람직할 수 있다고 한다. 따라서 현재에도 1년에 수십건 정도의 정신병 수술이 엄격한 기준으로 선정된 환자에 한해 이루어지고 있다. 물론 예전같이 송곳으로 머리에 구멍을 뚫는 일은 없다. 1970년대에 스웨덴의 라르스 렉셀(Lars Leksell, 1907~1986년)이 컴퓨터 단층 촬영 장치와 방사선 가속 장치를 조합해 개발한 방사선 외과술 덕분에 머리뼈를 열지 않고도 간단한 뇌 수술이 가능하게 되었기 때문이다.

공포의 송곳

얼음 송곳 이마엽 절개술

1935년 7월 런던 신경과 학회에서 예일 대학교의 존 풀턴은 침팬지의 이마엽을 절개하면 공격성이 없어진다는 논문을 발표했다. 여기에 참석했던 포르투갈의 신경외과 의사 모니츠는 2개월 후 정신병 환자의 머리에 구멍을 뚫고 이마엽과 뇌간을 연결하는 부위를 알코올 주입으로 파괴하는 수술을 시도했다. 과연 환자는 얌전해졌고 행동도 둔해졌다. 그는 이 해에 20명을 수술해 그 결과를 논문으로 출판했다.

　　미국의 신경과 의사 월터 프리먼은 모니츠의 논문에서 영감을 얻었다. 그는 신경외과 의사인 제임스 와츠(James Watts, 1904~1994년)를 포섭해 모니츠의 방법을 조금 개선한 수술을 고안한 후 판촉(?)을 위한 강연과 선전을 시작했다. 정신 병원 책임자들은, 통제하기 어려운 환자 1명을 1년 돌보는 데 약 3만 5000달러의 비용이 들지만, 수술은

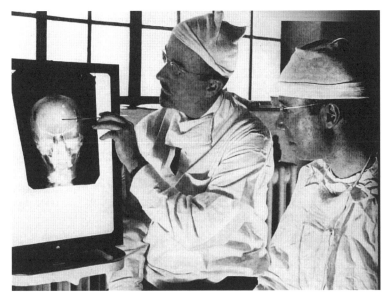

《새터데이 이브닝 포스트(*Saturday Evening Post*)》에 실린 프리먼과 와츠의 사진.

단돈 250달러로 같은 효과를 낼 수 있다는 그의 말에 귀를 기울였다.

　　그는 언론을 이용하는 재능이 뛰어난 인물이었다. 기자들과 자주 식사를 같이하는 프리먼과 와츠는 《뉴욕 타임스》 표지에 실리기도 했다. 신문은 아직 검증되지 않은 그들의 치료법을 "용기 있는 치료의 빛나는 모범"이라고 썼다. 그는 정기적으로 주요 신문에 등장했다. 모든 기사는 "나는 이 수술로 나았다."라든가 수술이 "이 뽑기보다 해롭지 않다."라는 식의 낙관적인 면만을 부각시키는 내용으로 채워졌다. 어떤 기자도 수술이 가져오는 돌이킬 수 없는 결과는 언급하지 않았다.

　　어느 날 프리먼은 부엌에서 찬장 서랍을 열다가 얼음 깨는 송곳을 보았다. 이탈리아의 아마로 피암베르티(Amarro Fiamberti, 1894~ 1970년)가 머리에 구멍을 뚫는 대신 눈 위로 칼을 넣어 이마엽을 절개하는 방법을 발표한 직후였다. 그는 송곳이 머리뼈를 더 쉽게 뚫을 수 있으리라고 생각했고 곧 눈의 안쪽에서 위로 송곳을 찔러 뇌 속에 넣고 옆으로 휘젓는 엽기적이고 단순한 수술 방법을 개발했다. 외과 의사가 아니었던 그는 그때까지 와츠의 보조만 했으나 앞으로는 직접 수술을 할 작정이었다. 그는 송곳을 뇌 속에 두드려 넣을 망치도 만들었다. 유명한 '얼음 송곳 이마엽 절개 수술'의 탄생이었다.

1950년대 중반까지 미국에서만 4만 명 이상이 이 수술을 받았다. 케네디 대통령의 여동생 로즈마리 케네디(Rosemary Kennedy, 1918~2005년)도 그중 하나였다. '공격적인 충동'을 고치기 위해 이 간단한 기적의 치료법을 시술받은 그녀는 바보가 되어 수도원에 수용되었다. 극작가 테네시 윌리엄스(Tennessee Williams, 1911~1983년)의 누나 로즈 윌리엄스(Rose Williams, 1909~1996년)도 조현병 발작으로 수술을 받았으나 폐인이 되고 말았다.

그러나 1954년 글로로프로마진(chloropromazine) 약물 지료가 도입되면서 상황이 달라지기 시작했다. 1960년에는 10년에 걸친 장기 추적 연구 결과 수술에 문제가 많았다는 논문이 나왔다. 23개 주의 55개 병원을 순방하며 정열적으로 환자를 모집하던 프리먼에게 결정적인 타격을 가한 것은 1962년 출판된 케네스 키지(Kenneth Kesey, 1935~2001년)의 소설 『뻐꾸기 둥지 위로 날아간 새(One Flew Over the Cuckoo's Nest)』였다. 퓰리처 상을 받은 이 베스트셀러가 정신 병원의 인권 유린과 비윤리적 치료의 실상을 적나라하게 보여 줌으로써 송곳 수술은 설 자리를 잃었다. 1967년 프리먼이 뇌 속 혈관을 찢다 환자를 사망에 이르게 한 것을 끝으로 '얼음 송곳 뇌 수술'은 영원히 사라졌다.

65장

일단 기다려 보자

막창자 수술의 변천사

급성 막창자꼬리염은 외과적 처치를 요하는 급성 염증으로 오른쪽 아
랫배가 아픈 것이 특징이며 심한 경우에는 사망에 이르는 병이다. 이
병은 오랫동안 '막창자염' 또는 '맹장염'으로 불려 왔는데 이 잘못된
이름은 19세기 프랑스에서 가장 유명했던 외과 의사 뒤피트랭이 붙
인 것이있다. 막창자꼬리가 터져 배막염이 심해지면 주변의 막창자와
유착이 생기므로 어디서 염증이 시작되었는지 알 수가 없어서 그랬겠
지만, 현대 의학의 관점에서 보면 원인과 결과가 거꾸로 된 병명이다.
이 병의 근본적인 치료법인 막창자꼬리 절제술이 위암 수술보다 한참
뒤에야 확립된 것도, 부분적으로는 수백 년 동안 무심코 사용된, 병의
정확한 발생 부위를 파악할 수 없게 한 잘못된 이름 때문이었다.

　　배막 안을 수술한다는 개념이 정착되기 전에는 막창자꼬리에

서 발생한 염증이 자연 경과에 따라 농양을 만들고, 그 농양이 배벽을 뚫을 정도가 될 때까지 기다려서, 농양이 있는 위치를 확인하고 배벽을 작게 절개해 고름을 빼는 것이 최선의 치료였다. 그러나 이렇게 운이 좋은 환자는 극히 소수에 불과했고 환자의 60퍼센트는 급성 염증으로 사망했다. 나은 듯 보였던 나머지 경증 환자도 재발을 반복하다 사망하는 것이 이 병의 일반적인 경과였다.

　의사와 환자 모두에게 행운이 따랐던 특수한 사례로 1902년에 있었던 영국 왕 에드워드 7세(Edward VII, 1841~1910년)의 막창자꼬리염 수술이 회자되는데, 주치의였던 프레더릭 트레비스(Frederick Treves, 1853~1923년)는 왕이 아프기 시작하고 10일이나 지난 후에 수술을 한 것으로 알려져 있다. 이 경우는 환자가 원래 건강했고, 배막에 생긴 염증이 한곳에 국한될 수 있도록 농양 주위에 피막이 형성되었던 덕분에 농양이 있던 자리에 배출관을 박아 고름을 빼낼 수 있었다고 한다.

　많은 사람을 괴롭히던 이 병의 치료법이 달라지기 시작한 것은 1886년에 미국의 해부 병리학자 레지널드 피츠(Reginald Fitz, 1843~1913년)가 500건 이상의 증례를 부검한 결과를 보고하면서 이제까지의 '막창자 주위염'이 틀린 개념이며 '막창자꼬리염'이라고 부르는 것이 옳다고 주장하면서부터였다. 의사들은 대부분 이 견해를 실제 임상을 모르는 기초 의학자의 이론일 뿐이라고 무시했지만, 이 의견에 귀를 기울여 "만약 염증이 확실하다면 조기에 막창자꼬리를 적출해 병의 원인을 일찌감치 제거하는 것이 옳다."라고 주장한 대표적인 외과 의사가 미국의 존 머피(John Murphy, 1857~1916년)였다. 시간을 아끼려 대부분의 수술을 부엌이나 식당의 테이블 위에서 했다는 이 의사는 100건 이상의 조기 수술을 시행한 후, 증상이 나타나고 12시간 혹은 길어도 24시간 이내에 수술을 할 경우에는 합병증이 전혀 생기지 않았다고 보고했다.

그러나 머피가 거둔 놀라운 성공에도 조기 막창자꼬리 절제술에 대한 의사들의 반응은 시원치 않았다. 내과 의사들은 위험한 수술보다 설사약이나 아편 같은 약물을 처방하는 안전한 내과적 치료를 우선 시도해야 한다면서 강력하게 반대했다. 그러나 조기에 수술을 하는 것이 좋다는 주장은 서서히 의학계에 받아들여졌고 오늘날에는 의학을 모르는 일반인까지 '막창자염은 터져서 배막염이 되기 전에 수술하는 것이 좋다.'라고 생각할 정도로 조기 수술이 보편적인 치료법으로 정착했다.

66장

자비로운 죽음을 위해

사형과 의료 윤리

교수형은 총살형에 이어 현대 세계에서 두 번째로 많이 사용되는 사형 방법으로 약 2,500년 전 페르시아(지금의 이란)에서 처음 등장했다고 한다. 실행이 간편하면서 사후 수형자의 상태가 너무 끔찍하지 않고, 높이 매달 경우 여러 사람이 잘 볼 수 있으며, 필요한 장비를 주변에서 손쉽게 구할 수 있다는 점 등의 장점이 있는 교수형은 세계 여러 나라에서 채택하게 되었다. 그 결과 지난 2,000년 동안 약 50만 명의 인류가 교수형을 당한 것으로 추측된다.

혁명기에 의사인 기요틴이 개발한 단두대를 도입해 아예 처형 방법 자체를 바꾸었던 프랑스를 제외하면, 유럽에서 주로 쓰이던 교수형의 방법은 '쇼트 드롭(short drop)'이라고 해서 죄수의 목에 밧줄을 걸고 낮은 높이에서 떨어뜨리는 방식이었다. 그런데 이 방법은 사형수의 살갗이 찢어지거나 혈관이 파열되는 등 고통이 심하고 실패할 가능성이 많았다. 때문에 19세기 말 영국에서 좀 더 긴 밧줄로 묶어서 멀리 떨어뜨리는 '롱 드롭(long drop)' 법이 도입되었다. 구체적으로는 발판이 빠지는 순간 신체가 떨어지는 높이를 몸무게에 맞게 조절함으로써 순간적으로 목뼈를 부러뜨리는 방식이었다. 최적의 충격을 가해서 사형수의 고통을 최소화할 목적으로 아일랜드 의사들이 고안했다는 이 방법은 곧 세계 표준이 되었다.

1892년 영국 정부는 처형 전날 측정한 죄수의 몸무게에 따라 목에 거는 밧줄의 길이를 알 수 있는 환산표를 만들었는데 체중이 가벼울수록 긴 밧줄을 쓰게 했다. 예를 들어 사형수의 몸무게가 54킬로그램 이하일 경우에는 2.46미터, 90.6킬로그램일 경우에는 1.626미터 길이의 밧줄을 사용한다는 식이다. 이 표는 1913년에 현장 전문가의 의견을 반영해 밧줄의 길이를 조금씩 늘이는 방향으로 개정되었다. 만약 죄수가 병이 있거나 목이 특별히 약할 때에는 주지사 또는 감옥의 의사가 처형 담당자에게 적절한 밧줄의 길이를 권고할 수 있었다.

프랑스와 영국은 20세기 후반에 사형 제도를 폐시했지만, 일본이나 우리나라를 비롯한 많은 나라에는 아직도 교수형이 남아 있다. 한편 교수형뿐만 아니라 전기 의자와 가스실 등 다양한 사형 방법을 사용하던 미국에서는 최근 독극물을 주사하는 방법을 도입했다. 사형수가 본인의 처형 방법을 선택할 수 있는 미국의 일부 주에서는 교수형보다는 약물에 의한 처형을 선호하는 경향이 있다고 한다. 그러나 이 방법은 주사약을 정확하게 주입하기 위해 혈관에 튜브를 넣는 처치를 할 때 사형수의 협력이 필요하다는 어려움이 있다. 또 교수형은 10초 또는 20초 이내에 끝나지만, 약물 처형은 약 40분이 소요되므로 사형수에게 더 큰 심리적 고통을 안겨 줄 가능성도 있다.

그런데 의학의 관점에서 보는 사형 제도의 모순은 생명을 살리는 것을 주된 임무로 해야 할 의료인이 누군가를 죽이는 일에 참여한다는 점이다. 히포크라테스 선서에도 있지만 의료 윤리의 기본 원칙은 인간에게 '해를 끼치지 않는' 것이다. 그러나 이유야 어찌되었든 많은 의사가 처형 방법의 발명이나 처형의 현장에 관여해 왔던 것이 엄연한 사실이다.

이와 같은 윤리적 모순을 정리하려는 노력의 일환으로, 세계 의학 협회는 1981년에 제정하고 2000년에 개정된 결의문에서 "어떤 형태로건 국가의 처형에 의사가 참여하는 것은 비윤리적"이라고 결정한 바 있다. 미국 의학 협회는 사형의 각 단계에서 의사가 해서는 안될 행위를 자세히 구분해 공표하고 있기도 하다. 그렇지만 이러한 반발에도 아직 많은 국가가 (그것이 교수형이든 독극물 주사에 의한 것이든) 사형 집행에 의료인이 입회해 일정한 역할을 하도록 규정하고 있다.

67장

죽음의 빛

엑스선 연구와 그 폐해

1895년 말에 이루어진 빌헬름 뢴트겐(Wilhelm Röntgen, 1845~1923년)의 엑스선 발견은 세상에 알려지는 데 가장 짧은 세월이 걸린 연구로 유명하다. 논문이 12월 28일에 나왔는데, 며칠 후인 1월 초에 이미 전 세계가 엑스선, 즉 물질을 투과하는 새로운 빛의 존재를 알게 되었을 정도였다. 결정적 순간은 새해 첫날, 논문에 첨부된 "뢴트겐 부인의 반지 낀 손을 찍은 엑스선 사진"을 게재한 오스트리아의 신문이었다.

　연구자들은 이 발견의 의학적 용도에 주목했다. 의학, 물리학, 공학에 정통한 인재들이 모인 빈에서는 최초로 연구소가 설립되어 각종 질병 진단에서 엑스선이 유용함을 확인했다. 또 유럽에 뒤떨어지지 않기 위해 비상한 노력을 기울이던 신대륙에서도 곧 방사선 의학이 새로운 전문 분야로 대두되었다. 세계 최초의 방사선 전문의라고 할 수 있는 보스턴의 프랜시스 윌리엄스(Francis Williams, 1852~1936년)는 같은 해 4월에 엑스선을 이용해 결핵, 폐암 등의 폐 질환을 진단했고, 11월에는 엑스선이 유방암 치료에도 효과가 있음을 밝혔다.

그러나 당시만 해도 엑스선이 인체에 해를 끼칠 수 있다는 사실은 아무도 모르고 있었다. 엑스선 발견 이후 약 2년이 흐른 1897년에야 방사능이 야기하는 손상이 인체에 축적되어 독성 물질과 비슷한 작용을 한다는 사실이 밝혀지지만, 그때는 이미 많은 연구자가 상당 기간 방사능에 노출되어 돌이킬 수 없는 피해를 입은 다음이었다.

1897년에 뢴트겐과 함께 엑스선을 연구했던 존 스펜스(John Spence, 1870~1930년)는 1916년에 오른팔을, 1930년에는 왼팔까지 절단했음에도 얼마 지나지 않아 사망했다. 처음으로 방사선을 이용해 영상 진단을 연구한 빈 대학교 엑스선 연구소 소장 구스타프 카이저(Gustav Kaiser, 1871~1954년)는 중증 방사선 장애로 은퇴했고, 그의 뒤를 이은, '초기 방사선 의학의 아버지'로 불리는 기도 홀츠크네히트(Guido Holzknecht, 1872~1931년)는 손상된 손을 절단한 이듬해 사망했다. 영국에서 처음으로 질병 진단에 엑스선을 도입한 존 홀에드워즈(John Hall-Edwards, 1858~1926년) 역시 손을 절단한 후 평생을 극심한 고통 속에 살아야 했다. 미국의 발명가 토머스 에디슨(Thomas Edison, 1847~1931년)은 한쪽 눈에 손상을 입었으며, 그의 조수 클라렌스 달리(Clarence Dally, 1865~1904년)는 방사능 장애로 장기간 고통받다 사망했다. 엑스선 발견에 자극받아 방사성 물질의 연구를 시작한, 후일 라듐 발견으로 노벨상을 받는 여성 과학자 마리 퀴리(Maria Curie,

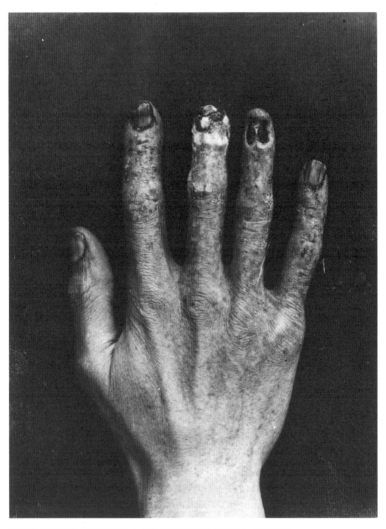

로열 런던 병원에서 거듭된 방사능 노출로 절단한 엑스선 기사의 손. 1900년경.

1867~1934년)의 사인도 방사능으로 인한 악성 빈혈이었다. 조영제를 도입해 처음으로 소화관 촬영에 성공한 월터 캐논(Walter Cannon, 1871~1945년)도 대학생 시절이던 1896년부터 엑스선을 사용하기 시작했는데 1931년부터 지속적으로 재발하는 피부암으로 고통을 겪다 1945년 폐렴으로 사망했다.

여담이지만 엑스선은 인체뿐만 아니라 돌팔이 의사에게도 나쁜 영향을 끼쳤다. 그 첫 번째 피해자는 환자의 발뼈가 부러진 것을 모르고 운동을 권장했던 정형외과 의사였다. 이 의사 쪽 변호사는 법정에서 엑스선 사진을 증거로 채택하지 못하도록 갖은 노력을 다했으나 소송에 졌고, 의사는 막대한 금액을 배상해야 했다고 한다.

2011년 일어난 일본의 후쿠시마 제1원자력 발전소 사고 이후 우리나라에서도 방사능 피해를 우려하는 사람이 많다. 일본에서 수입한 생선이 팔리지 않고, 아이들이 방사능 물질이 섞인 비를 맞을까 걱정해 비 오는 날 휴교하기도 했다. 그러나 일본에서도 사고가 난 곳에서 어느 정도 떨어진 지역이라면 1년 동안 누적되는 방사능의 총량이 병원에서 컴퓨터 단층 촬영을 한 번 찍을 때 쬐는 양과 비슷하다고 한다. 그러므로 우리가 일본 사람들 이상으로 방사능 피해를 과도하게 걱정할 필요는 없을 것 같다. 참고로 엑스선 발견자인 뢴트겐 본인은 방사능으로 인한 장애를 겪지 않았다. [1]

68장

홈런왕이 세운
또 하나의 기록

베이브 루스

1947년 9월 6일, 미국 미주리 주 세인트루이스에서 열린 암 학회에서는 한 환자의 사례가 발표되고 있었다. 새로운 약제에 극적인 반응을 보인 이 익명의 암 환자는 다름 아닌 홈런왕 조지 허먼 '베이브' 루스 주니어(George Herman 'Babe' Ruth, Jr., 1895~1948년)였다.

1년 전인 1946년 9월, 갑자기 목소리가 쉬면서 왼쪽 안구 뒤쪽에 심한 통증을 느낀 루스는 주치의를 찾았다. 의사는 축농증이라는 진단과 함께 루스의 충치를 몇 개 뽑았으나 증상은 좋아지지 않았다. 11월, 맨해튼 프렌치 병원의 전문가들은 루스의 왼쪽 입천장과 성대에 마비가 있고 왼쪽 어깨에 힘이 없는 것을 발견했다. 엑스선을 촬영한 결과 머리뼈 기저부에서 종양이 발견되었다. 바로 방사선 치료가 시행되었고 증상은 일부 완화되었다. 그러나 12월에는 목 왼쪽 부위에 종양이 나타났다. 외과 의사들이 절제를 시도했으나 종양이 경동맥을 둘러싸고 붙어 있어서 포기할 수밖에 없었다. 다시 방사선 치료가 시행되었다. 3개월 동안 몸무게가 약 40킬로그램이나 줄어든 루스는 여전히 통증을 호소하고 있었다.

한편 뉴욕 주 투카호의 웰컴 연구소 소속 조지 히칭스(George Hitchings, 1905~1998년)가 미생물의 성장을 억제하는 '테롭테린(teropterin)'이라는 물질을 발견한 것은 1942년이었다. 쥐에 이식된 종양을 없애는 효과를 보인 이 약은 엽산(folic acid)과 비슷한 구조를 가지고 있어서 그 작용을 방해함으로써 항암 작용을 나타내는 것이었다. 1947년 당시 뉴욕 마운트사이나이 병원의 리처드 루이슨(Richard Lewisohn, 1875~1961년) 박사 팀은 이 약으로 동물 실험을 하고 있었다. 그들은 아직 인간에게는 한 번도 써 본 적이 없는 이 약이 루스에게 도움이 될지도 모른다고 생각했다.

실험 중인 약이 있는데 혹시 부작용으로 건강이 더 악화될지도 모르지만 한 번 써 보겠냐고 루스에게 물어봤을 때, 쇠약해진 홈런왕은 "의료계가 장차 나와 같은 병을 앓는 환자에게 도움이 되는 정보를 얻을 수 있다면, 자세한 내용은 별로 알고 싶지 않습니다."라며 용감하게 동의했다. 6월 29일부터 테롭테린 주사를 맞기 시작한 루스의 상태는 극적으로 호전되었다. 통증이 줄어들었고 몸무게가 10킬로그램 증가했으며 진통제 사용량도 눈에 띄게 줄어들었다. 8월 14일에는 목의 종양이 완전히 없어졌고, 통증도 거의 사라졌다. 환자는 이제 고형식을 삼킬 수 있었으며, 목소리도 좋아졌다. 9월의 세인트루이스

학회에서는 이 사실을 근거로 테롭테린, 즉 엽산 저해제로 암을 치료할 수 있을지도 모른다는 사실이 처음으로 보고되었던 것이다.

불행히도 이 약의 효과는 일시적이었고 루스의 증세는 다시 악화되기 시작했다. 다음 해인 1948년 6월, 메모리얼 병원에 입원한 루스는 오른쪽 폐에 생긴 대엽성 폐렴으로 8월 16일 53세로 사망했다.

루스의 가족과 의사들은 그가 암 환자였다는 사실을 밝히기를 원하지 않았다. 환자 본인에게 암에 걸렸음을 알리지 않는다는 당시 풍조에 언론도 적극 협조했다. 그의 암은 현대의 가장 잘 지켜진 비밀 중의 하나라는 평가를 들을 정도로 알려지지 않았다. 루스도 자신의 병을 잘 몰랐던 것이 분명했다. 처음 메모리얼 병원을 방문했을 때 (이미 방사선 치료와 목의 종양에 대한 수술을 받은 이후였는데도) 그는 주치의에게 이렇게 물었다. "선생, 여기는 메모리얼 병원인데, 메모리얼은 암 전문 병원이잖습니까? 왜 나를 이리로 데리고 온 거지요?" 그런 루스가 코인두의 편평상피암이었다는 사실은 부검이 시행된 다음 날에야 《뉴욕 타임스》에 의해 처음으로 세상에 알려졌다.

세월이 흐른 후, 코인두암의 치료에는 방사선 단독 치료보다 화학 요법의 병행이 더 효과적이라는 사실이 입증되었다. 베이브 루스는, 의학사상 최초로 방사선 및 엽산 저해 항암제의 병행 치료를 받은 코인두암 환자라는 또 하나의 기록을 남기고 세상을 떠났던 것이다.

69장

잘린 팔 다시 붙이기

세계 최초의 접합 수술

1962년 5월 23일 12세의 에버렛 놀리스(Everett Knowles) 소년은 끔찍한 사고를 당했다. 오른팔이 화물 열차와 아치형 다리의 받침돌 사이에 끼면서 어깨 바로 아랫부분에서 송두리째 절단되어 버린 것이었다. 피투성이가 된 소년은 사고로부터 30분도 지나지 않아서 찢어진 옷소매 속의 떨어진 팔과 함께 보스턴의 매사추세츠 종합 병원으로 이송되었다.

> 소년은 자신의 팔이 끊어진 것을 알고 있었다. 순진하게도 그는 우리가 당연히 그의 팔을 붙여 주리라 믿었다. …… 그러나 서쪽 외과 병동에 근무하던 전공의들은 아무도 그 생각을 황당무계하다고 여기지 않았다. …… 비록 손과 손목은 잃게 되더라도 나중에 의수를 끼울 수 있도록 최

소한의 길이만큼은 팔을 살려 보자는 것이 우리 바람이었다.

외과의 수석 전공의였던 로널드 몰트(Ronald Malt, 1931~2002년)는 이렇게 회상했다. 하버드 의과 대학의 부속 병원인 매사추세츠 종합 병원은 모든 외과 전공의들에게 외상 치료의 경험을 쌓도록 하고 있었으며 몰트 역시 수술 기술에는 자신이 있었다. 그러나 끊어진 팔 전체를 다시 붙이는 수술은, 1906년 알렉시스 카렐이 고양이 뒷다리를 다시 붙이는 실험에 성공하긴 했지만, 사람에게는 한 번도 시도한 적이 없는 미지의 영역이었다.

소년의 맥박은 빨랐으나 혈압은 정상이었고 심장, 폐, 뇌 등 다른 장기에는 이상이 없었다. 상처 속에 노출된 오른쪽 어깨동맥의 끊어진 부위는 혈전으로 막혀 출혈이 멎어 있었다. 몰트의 팀은 끊어진 팔의 상태가 좋고 시간이 얼마 지나지 않았으므로 접합이 가능하다고 보고 준비에 들어갔다. 팔은 얼음을 섞은 생리 식염수에 담가졌고 소년에게는 수혈을 시작했다. 먼저 손상된 부분을 제거하는 작업이 이루어졌다. 부러진 뼈는 쇠로 된 심을 박아 이었고 혈관은 가는 실로 봉합했다. 신경들은 끝과 끝 서로 연결했다. 끊어진 근육도 봉합했는데 어깨의 살이 떨어져 나간 부분은 5일 후 피부를 이식해 덮어 주었다.

수술은 성공적이었으며 경과도 양호했다. 소년은 3주 후에 퇴원할 수 있었고 같은 해 9월까지 집중적인 재활 치료가 계속되었다. 1년이 지나자 소년의 모든 손가락 끝에 감각이 돌아왔다. 2년 후에는 근육의 힘도 반 이상 회복되었으며 관절의 운동 범위도 거의 완전한 상태가 되었다.

이 극적인 수술은 언론의 집중 조명을 받았으며 매사추세츠 종합 병원은 외상 치료 분야에서 세계적인 권위를 인정받게 되었다. 이 수술로 일약 유명해진 몰트는 그 후 매사추세츠 종합 병원의 복부 외과 과장을 역임했으며 2002년 10월, 70세의 나이로 사망했다. 한편 환자였던 놀리스 소년은 성장해 트럭 운전사가 되었으며 다시 붙인 팔이 조금 가늘기는 해도 무거운 상자들을 나르는 일상 생활에 불편이 없었다고 한다.

요즘은 현미경을 사용하는 미세 수술 및 더 가는 실과 바늘을 만들 수 있는 기술의 발전에 힘입어 지름 1밀리미터 이하인 혈관의 봉합이 가능해졌다. 즉 손가락과 같은 작은 부위도 절단 부위의 상태만 좋으면 그리 어렵지 않게 다시 붙일 수 있게 된 것이다. 통계로 보면 해마다 절단되는 손가락 중 30퍼센트가 수술이 가능한 상태라고 한다. 그러나 안타깝게도 실제로 접합 수술을 받는 경우는 그보다 훨씬 적은 것으로 나타나고 있다.

70장

일단 팔고 보자

정신 병원 원장의 부패

1992년 아르헨티나 경찰은 부에노스아이레스 근교의 몬테스 데 오카 공립 정신 병원의 원장인 플로렌시오 산체스(Florencio Sánchez)를 수백만 달러의 공금 횡령 혐의로 체포했다. 훌리오 아라오스(Julio Aráoz, 1948년~) 보건부 장관이 의료 부문의 부정부패를 근절하겠다고 선언한 직후의 일이었다. 산체스는 15년 동안 이 병원의 원징으로 재직한 지역 의료계의 거물로, 그의 공범 중에는 의사, 회계 담당자, 사업가가 포함되어 있었다.

산체스 일당이 공금을 지속적으로 가로채 빼돌린 탓인지 1908년 설립된 이 낡은 병원에 수용된 환자들의 처우는 수사관의 눈에도 매우 열악하게 보였다. 병원에 투입되는 국가 예산은 매년 2500만 달러에 달하는데도 환자 대부분이 벌거벗은 채 신발도 없이 방치되어 있을 정도였다.

그런데 당초 공금 횡령에 초점을 맞추었던 경찰 당국은 수사 과정에서 한 가지 이상한 점을 발견했다. 병원에서 사망하거나 실종된 환자가 다른 정신 병원보다 유난히 많았던 것이다. 조사 결과 약 1,300명의 환자를 40여 명의 의사가 돌보았던 이 병원에서 1976년과 1991년 사이에 무려 1,321명이 사망하고 1,400여 명이 실종된 것으로 나타났다.

이러한 비정상적인 사망과 실종의 진상을 파악하기 위해 환자 가족과 접촉한 수사관들은 기묘한 단서를 얻을 수 있었다. 간혹 사망이 확인된 몇몇 환자의 시체에서 눈 부위가 훼손된 경우가 있었던 것이다. 실제로 수사팀은 전신 마비로 장기간 입원했던 16세 소년의 안구 없는 시체를 병원에서 가까운 우물 속에서 발견하기도 했다. 가족들은 지난해에 병원 당국으로부터 소년이 병원에서 도망쳤다는 편지를 받았다고 증언했다.

경찰은 용의자들을 다그쳐 병원 주변에서 더 많은 시체를 찾아낼 수 있었다. 실종으로 알려진 환자 중 다수가 산체스 의사와 그 추종자들에게 살해되었을 가능성이 높았다. 시체의 훼손 상태에서 노출되는 결론은 하나였다. 산체스 일당이 각막을 비롯한 이식용 장기를 떼어 내 팔기 위해 환자들을 죽였던 것이다. 산체스는 자신이 경영하는 개인 병원의 혈액 은행에서 쓰기 위해 환자들의 혈액까지 채취한 전적이 있는 것으로 알려졌다.

이 끔찍한 사건을 이해하려면 그 배경에 있는 아르헨티나 특유의 빈부 격차와 그에 따라 양극화된 의료 제도의 모순을 알아야만 한다. 공공 의료와 사적 의료가 양립하는 아르헨티나에서는 부유층들이 효율적인 사적 의료를 이용하는 반면, 가난한 사람들은 대단히 비효율적인 공공 의료를 이용할 수밖에 없었다. 또 공공 의료 체계에는 이를 감시할 적절한 장치가 없었기 때문에 병원 운영자가 부패의 유혹에 넘어가기 쉬웠다. 이런 비효율과 부패는 아르헨티나 의료 제도의 만성화된 고질병으로, 매년 국가 총 의료비의 30퍼센트가 어딘지도 모르게 사라져 버린다고 한다. 산체스의 경우에는 여기에 더해 사적 의료 시장에서 고액으로 거래되는 이식용 장기를 직접 생산(?), 판매하기까지 한 것이었다.

수술 기술과 면역 억제제의 발전으로 이식 수술이 보편화되자 장기의 부족 현상이 세계적 문제로 대두되고 있다. 우리나라에서도 간혹 불법 장기 매매가 문제가 되는 일이 있지만, 아르헨티나의 이 엽기적인 사건은 첨단 의료가 부패한 사회와 만났을 때 어떠한 부작용이 나타날지를 보여 주는 좋은 사례라고 할 수 있다.

71장

바뀐 것은 뇌인가,
아니면 몸인가?

이식 수술의 역사

장기 이식은 세계적으로 증가하는 추세다. 1970년대에 미국을 필두로 각국에서 뇌사 개념이 도입되자 장기의 공급도 획기적으로 늘어났다. 이식의 대상이 되는 장기로는 피부, 콩팥, 간장, 심장, 폐, 췌장 등이 주였지만, 1990년대 후반부터 손 같은 부위도 드물게 이식 대상에 오르고 있다.

그런데 인간의 생사 판정 기준이 오로지 뇌가 기능을 하고 있는지 여부에 달려 있다면, 한 사람의 뇌를 떼어 다른 사람의 머릿속에 옮겨 주면 계속 살아가게 할 수 있다는 결론이 나온다. 개인의 정체성이라는 철학적 문제가 대두되기도 하겠지만, 어쩌면 장기 이식의 궁극적인 목표는 뇌를 포함하는 머리의 이식이 될지도 모른다. 아니 머리를 이식한다는 것은 목 이하의 전신을 이식하는 것과 같으므로 몸통 이식이라고 불러야 할지도 모르겠으나, 실제로 이런 수술을 시도한 의사는 예전부터 존재했다.

1857년에 샤를에두아르 브라운세카르(Charles-Édouard Brown-Séquard, 1817~1894년)는 개의 머리를 잘라 낸 뒤 산소가 함유된 피를 동맥에 주입해 뇌 기능이 유지되는지를 알아보는 실험을 하고, 잘라진 머리의 눈과 안면 근육이 짧은 시간 동안 움직이는 것을 관찰했다고 주장했다. 인간의 머리로 실험한 기록도 있다. 1884년 프랑스의 장뱅자맹 드 라 보르드(Jean-Benjamin de La Borde, 1831~1903년)는 기요틴으로 잘린 사형수의 머리를 큰 개의 몸통에 연결했다. 그러나 아마도 머리를 실험실까지 운반하는 데 걸리는 시간이 길어진 탓이었는지 뇌 기능을 되살리는 데에 실패했다.

알렉시스 카렐과 함께 혈관 봉합술을 개발한 찰스 거스리(Charles Guthrie, 1880~1963년)는 1908년에 개의 머리를 떼어 다른 개의 목에 붙이는 수술에 성공했다. 그러나 당대 최고의 혈관 봉합 기술을 자랑했던 그도 머리가 둘 달린 개를 만드는 이 수술에는 20분이라는 시간이 걸렸다. 때문에 이식한 머리의 기능은 완전치 않았다.

최초로 동물 간의 흉강 내 심장 이식(그전까지는 동물의 목이나 사타구니에 심장을 이식했다.)에 성공한 (구)소련의 천재 외과 의사 블라디미르 데미코프(Valdimir Demikhov, 1916~1998년)는 1950년대에 개 2마리의 머리를 서로 바꾸어 붙이는 데 성공했다. 심장 동맥 연결을 1분 30초 만에 완료한 기술 덕분에 그의 개들은 수술 후 보통 수일은 살아 있었는데 한 번은 29일이나 생존한 적도 있었다.

1965년에 개의 뇌를 다른 개의 순환계에 연결하는 실험을 했던 미국의 로버트 화이트(Robert White, 1926~2010년)는 1971년에 원숭이 머리를 다른 원숭이의 몸통에 이식하는 수술을 성공시켰다. 8시간 걸린 이 수술의 결과 원숭이들은 6시간에서 3일 정도 살았다고 한다. 화이트는 영화 「슈퍼맨」의 주역을 맡았던 배우 크리스토퍼 리브(Christopher Reeve, 1952~2004년) 같은 전신 마비 환자라도, 목 아래 부위를 때때로 건강한 몸으로 교체해 준다면 수명을 수십 년 연장할 수 있을 것이라고 주장하기도 했다.

　　머리 전체가 아닌 뇌만을 이식하는 실험은 아직 보고된 바 없다. 그런데 지금은 사라졌지만 전형적인 가짜 인터넷 사이트의 하나였던 Braintrans.com에서 고객의 뇌를 젊고 예쁜 사람의 (몸이 달린) 머리에 이식하는 데 단돈 49만 9000달러면 된다고 광고했던 때가 있었다. 이식에 쓸 몸을 동유럽 여러 나라에서 비밀리에 구해 온다는 이 사이트의 선전 문구가 왠지 그럴듯해 보였는데, 아직은 황당무계한 우스갯소리에 지나지 않지만 기술이 계속 발전해 나간다면 언젠가 정말로 이런 회사가 생길지도 모르는 일이다.

후주

1장 사신의 보이지 않는 손
1. 텍스코코 호수 한가운데의 섬에 터전을 잡은 아즈텍 왕국의 수도. 현재는 호수가 메워져 멕시코시티란 이름으로 바뀌었다.

2장 하느님이 내린 천벌
1. 현재는 페오도시야라 이름으로 크림 자치 공화국에 속해 있다.

2. 녹나무(*Cinnamomum camphora*)의 뿌리, 줄기, 가지, 잎을 증류 정제해 얻은 과립 결정체.

3. 아드리아 해의 진주라 불리는 크로아티아의 항구 도시. 1358년부터 헝가리 왕국에게 자치권을 사들여 당시에는 라구사 공화국으로 지중해 세계의 중심 도시였다. 현재 이름은 두브로브니크다.

3장 죽음의 검은 얼굴
1. 어떤 병에 대해서 죽는 환자의 비율을 의미한다.

2. 현재 이름은 빌니우스로 리투아니아의 수도이다.

3. 남부 러시아와 우크라이나 스텝 지역에 살았던 슬라브계 군사 집단으로 주류 러시아 인과 구분되는 문화를 유지했다. 1812년의 조국 전쟁 당시에는 러시아 군 소속 정예 기 병으로 명성을 떨쳤다.

4장 깃털 뱀신의 사자가 가져온 질병

1. 아즈텍 제국의 인구는 최전성기에는 1200만 명에 달했지만, 1519년 당시에는 600만 정 도였던 것으로 추정된다.

5장 비범한 천재의 질투였는가?

1. 『*Post Mortem: solving history's great medical mysteries*』.

7장 그들은 어디로 사라졌을까?

1. 허드슨 만으로 흘러드는 모든 하천에서 모피 독점 거래권을 가지고 있었던 영국의 국책 회사. 1670년 5월에 설립되어 북아메리카 대륙에서 가장 오래된 기업으로, 현재는 캐나 다 최대의 소매업체이다.

2. 이 섬을 반도로 착각한 탐험가 존 로스(John Ross, 1777~1856년)가 1830년에 영국 왕 윌 리엄 4세(William IV, 1765~1837년)의 이름을 따서 지었다. 현재의 이름은 킹 윌리엄 섬 이다.

3. 1981년 캐나다 앨버타 대학교 인류학과 오웬 비티(Owen Beattie, 1949년~) 박사의 연구진 은 이들의 시체를 검사하고 납중독을 사망의 주된 원인이라고 추정했으나, 최근(2013, 2016년) 연구에 의하면 초기 사망자는 폐 중독, 괴혈병이 복합적으로 작용한 결과 서서 히 죽어 갔다는 결론을 내렸다.

8장 운명의 검은 손길

1. 제멜바이스는 말년에 치매 증세를 보여 친구 페르디난트 헤브라(Ferdinand Hebra, 1816~1880년)의 주선으로 빈 정신 병원에 입원하는데 시체를 조사한 최근 연구에 따르 면 머리뼈에 난 골절 흔적으로 보아 구타로 인한 패혈증으로 사망했다는 학설이 유력 하다. 당시 정신 병원에서는 구타가 흔한 일이었다.

9장 피의 힘

1. '차르의 마을'이라는 뜻을 가진, 상트페테르부르크 남쪽으로 24킬로미터 정도 떨어진 곳에 있는 러시아 황제의 여름 피서지이다. 1937년 알렉산드르 푸시킨을 기념해 푸시킨 시로 이름이 바뀌었다.

11장 살인 호텔의 수수께끼를 풀어라

1. 현재는 질병 통제 예방 센터(Centers for Disease Control and Prevention, CDC)로 이름이 바뀌었다.

14장 아프리카를 덮친 죽음의 바이러스

1. 이 바이러스는 환자의 혈액이나 체액과의 접촉으로 전염되는데, 1976년 당시에는 전염 경로가 전혀 알려져 있지 않았다. 그래서 환자를 간호하던 사람이나 감염자와 섹스를 한 사람, 주삿바늘을 소독하지 않고 재사용한 사람 등이 차례로 감염되었다. 요즘에는 주삿바늘을 1회 사용 후 폐기가 원칙이지만, 30년 전에는 바늘 하나로 여러 환자에게 주사를 놓는 일이 드물지 않았다. 1976년 아프리카에서는 사용한 주삿바늘에 뜨거운 물을 한 번 통과시킨 다음 재사용했다고 한다.

2. 수백 킬로미터나 떨어진 곳에서 20년 만에 다시 병을 일으킨 바이러스가 예전의 그것 과 똑같았다는 것은, 이 바이러스가 유전적으로 상당히 안정적인 형태로 어떤 동물을 숙주로 생존해 있었다는 이야기가 된다. 아프리카의 박쥐나 특정 종의 원숭이가 숙주 로 의심받고 있다.

3. 이 이야기를 다룬 소설 『핫 존(The Hot Zone)』이 베스트셀러가 되자 이 아이디어를 영화 화한 것이 워너 브라더스의 「아웃브레이크(Outbreak)」다. 영화에서는 에볼라 대신에 모 타바 바이러스라는 이름을 썼고 치사율 90퍼센트라는 설정이었다.

4. 어떤 환자가 감염이 된 채로 도시로 이동해 와서 발병했다면 에볼라를 중앙아프리카의 풍토병으로만 알고 있는 의사의 입장에서는 처음부터 에볼라를 떠올리기가 어려웠을 것이다. 대개는 말라리아나 다른 열병이라고 생각하기가 쉽다. 에볼라는 체액으로 전염 되기 때문에 환자를 초기에 격리만 잘 하면 전파를 막을 수 있다.

15장 전염병과 함께 살아가는 법

1. 중국에서 유일하게 생물 안전도(Biosafety Level) 4등급 실험실을 갖추고 있는 우한 바이러스 연구소에서 실험용 박쥐를 소각하지 않고 식용으로 시장에 내다팔아서 문제가 생겼다는 (검증되지 않았지만 그럴 듯한) 이야기가 나도는 것은 이 때문이다.

2. 연구 결과 기침이 심할 때는 4.5미터에서 8.2미터까지 비말을 날릴 수 있다고 한다.

3. 이 감염증에 자국 이름이 붙는 것을 가급적 피하려는 중국과는 대조적으로 미국의 도널드 트럼프(Donald Trump, 1946년~) 대통령은 코로나19를 중국 바이러스라고 반복해서 강조해 왔다. 국가, 경제, 국민 등에 부정적 영향을 주는 것을 방지하는 차원에서 세계 보건 기구는 2015년 지리적 위치, 사람 이름, 동물·식품 종류, 문화, 주민·국민, 산업, 직업군을 병명에 넣지 않도록 권고한 바 있다. 1918년 스페인 독감(실제 진원지는 미국)이나 메르스는 모두 WHO 권고 이전에 확정된 병명이다.

4. 2020년 2월 7일에는 처음 감염증을 보고했다가 사회를 어지럽히는 루머를 퍼트린다는 혐의로 체포되기도 했던 우한 중앙 병원의 안과 의사 이원량(Li Wenliang, 1986~2020년)이 코로나19로 사망했다.

5. 이슈글(Ischgl)이라는 리조트 마을에 있는 식당 겸 바 키츨로흐(Kitzloch)의 종업원 중에 감염자가 있었던 것으로 알려졌다.

6. 1918년에는 모든 사람이 마스크를 착용하도록 법으로 강제하기까지 했던 미국이 이번에는 마스크 착용을 권하지 않았다. 3월까지 WHO나 미국의 보건 책임자는 마스크가 예방에 도움이 되지 않는다고 발언했는데, 4월이 되자 마스크 사용이 확산 방지에 도움된다는 사실을 인정하는 듯한 태도를 취했다. 무증상 전파 가능성을 무시할 수 없는 현실에서 마스크가 효과가 있다는 것이 의학계의 중론이었는데도 그들이 이런 행동을 한 이유는 환자가 폭증하는 상황에서 의료진용 마스크마저 고갈되는 사태를 막기 위함이었을 것 같다.

7. 인플루엔자 백신 실용화에는 수십 년, 에볼라 백신 개발에는 5년 이상이 걸린 것으로 알려져 있다.

16장 명의가 살 수 없는 세상

1. 太史公曰:女無美惡, 居宮見妒;士無賢不肖, 入朝見疑. 故扁鵲以其伎見殃, 倉公乃匿迹自

隱而當刑. 緹縈通尺牘, 父得以後寧. 故老子曰"美好者不祥之器", 史記, 卷一百五扁鵲倉
公列傳第四十五.

20장 시체는 돈이 된다

1. 벨기에 중부 플람스브라반트주의 주도. 프랑스 어 명칭인 루뱅(Louvain)으로도 많이 불린다.

22장 "노벨상을 받아서 잡혀 왔습니다."

1. 실제로 설파제의 항균 작용을 발견한 것은 훨씬 전의 일이었으나 바이엘 사는 영업 전략 상 최초의 감염증 치료제 프론토실이 특허를 얻을 때까지 이 사실을 비밀에 부쳤고, 때문에 도마크가 의학 논문을 낸 것은 1935년의 일이었다. 처음에는 아무도 주목하지 않았던 이 발견은 설파제의 기적 같은 효과가 널리 알려지면서 상황이 변했고 도마크는 1939년 노벨 생리 의학상 수상자로 뽑혔다. 그런데 도마크의 업적은 혼자만의 성과가 아니었다. 요즘 같으면 가능성이 있는 화합물을 1,000개 가까이 만들어 준 화학자들도 당연히 공동 수상했을 텐데 실제로 도마크 한 명만이 상을 받은 것은 논문을 혼자만의 이름으로 발표했기 때문이었다. 이는 아마도 회사의 방침이었던 것 같다. 당시 화학자는 합성한 물질이 상품화되어 이익이 남으면 그에 따라 성과급을 받았지만, 의학자들은 그런 인센티브 제도가 없이 대신 의학 논문에 의학자만 이름이 들어가게 된 것이었다. 결과적으로 도마크가 노벨상을 받자 화학 팀 연구자들은 크게 실망했다고 한다.

2. 히틀러가 독일인의 수상을 금지했다는 사실을 노벨상 위원회도 알았지만, 노벨상은 순수한 과학적 업적에 주는 상인데 선정에 정치적인 면을 고려한다면 상의 권위가 떨어질 수 있다고 판단해 도마크를 수상자로 낙점했다고 한다.

3. 아마도 도마크는 이 강요된 편지에 서명하기를 거부했기 때문에 체포된 것이 아닐까 추측된다.

23장 영웅은 어떻게 무너지는가

1. "DR. CARREL'S MIRACLES IN SURGERY WIN NOBEL PRIZE", https://timesmachine.nytimes.com/timesmachine/1912/10/13/10059459.html?pageNumber=78

25장 의사가 되려면 남자의 허락을 받아라?

1. 프랑스 의사 아르튀르 팔로(Arthur Fallot, 1850~1911년)가 주장한, 4가지 특징을 보이는 선천성 심장 질환.

26장 "말 오줌이라도 상관없어."

1. 그의 환자 중 한 명이었던 대통령 전속 사진작가 마크 쇼(Mark Shaw, 1921~1969년)는 급성 및 만성 암페타민 중독으로 사망했고, 제이콥슨 박사는 1975년 의사면허를 취소당한다.

31장 쇠사슬을 끊어라!

1. 최근에는 친구가 정신병으로 자살한 것이 피넬이 정신 장애에 관심을 가지게 된 게기였다는 설이 일반적이다. 피넬은 이 사건을 겪은 후 부유한 정신 장애자들이 입원하는 파리의 벨롬프 요양원에 5년간 취업하게 된다. 아마도 이 경력이 후일 비세트르 및 살피트리에르 병원의 책임자가 되는 데 도움이 되었을 것이다.

2. 그런데 피넬이 독자적으로 비세트르에서 환자들의 쇠사슬을 풀어 주었는지는 의문의 여지가 있다. 피넬이 처음 쇠사슬을 풀어 주었다는 연도도 학자에 따라 1791년, 1792년, 1793년, 1794년, 1797년, 1798년으로 다양하다. 실제 비세트르에서 쇠사슬을 풀어 준 인물은 이 병원의 선배 의사 장밥티스트 푸상이었다. 당시에는 의학교에서 정신 질환은 전혀 가르치지 않았으므로 피넬은 푸상에게 많은 것을 배웠다. 그는 피넬이 살피트리에르로 옮긴 다음인 1797년에 비세트르의 쇠사슬을 없앴지만 필요에 따라 구속복을 사용했다. 푸상이 피넬을 따라 살피트리에르로 옮기자 3년 후에 이 병원에서도 같은 조치가 시행되었다. 피넬이 1801년 간행한 논문에서 밝힌 것처럼 자신이 비세트르에 수용된 약 200명의 정신병 환자 중 일부인 40명의 쇠사슬을 풀어 주었다는 것이 사실이라 하더라도, 이는 부임 후 3년 후의 일로 그나마 양팔을 구속복으로 고정했고 야간에 독방 안에서만 자유롭게 한 것에 불과했다.

32장 만들어진 해방자 전설

1. 병원은 에스키롤 사후 12년인 1852년에 동상을 세워 그의 업적을 기렸는데 피넬의 입

상이 살피트리에르 병원에 세워진 것은 그로부터 약 30년 후인 1885년이었다. 이 시차도 에스키롤에 의해 피넬이 '재발견'된 것을 암시한다고 볼 수 있다.

34장 동물 생체 실험의 시작
1. 남아메리카의 콘도덴드론 토멘토숨(*Chondrodendron tomentosum*)이란 식물에서 추출하는 알칼로이드 계열의 신경독.

36장 유아식을 개발한 화학자
1. 말 그대로 분유이다.

37장 "너희만 가서 창피를 당하고 와라."
1. 1802년 나폴레옹이 공적을 세운 군인을 포상하려 제정한 이 훈장은 1등급 그랑크루아(Légion d'Honneur Grand-Croix), 2등급 그랑도피시에(Légion d'Honneur Grand Officier), 3등급 코망되르(Légion d'Honneur Commandeur), 4등급 오피시에(Légion d'Honneur Officier), 5등급 슈발리에(Légion d'Honneur Chevalier)로 나뉘는데, 파스퇴르는 나폴레옹 3세(Charles Louis Napoléon Bonaparte, 1808~1873년)에게 이미 5등급(1853년), 4등급(1863년), 3등급(1868년), 2등급(1878년) 훈장을 받은 상태였다. 1881년에 수여된 훈장은 1등급 그랑크루아를 말하는 것이다.

38장 젊어서는 자살, 늙어서는 장수를 꿈꾸다
1. 1364년 폴란드-리투아니아 연방의 수도 크라쿠프에 세워진, 중앙 유럽에서 두 번째로 오랜 역사를 지닌 대학교이다. 크라쿠프 대학교에서 1817년 현재의 이름으로 개명되어 지금에 이르고 있다.
2. 요구르트의 상품명으로 간혹 쓰이는 이 이름은 이 유산균이 불가리아에서 발견되었다는 것을 나타낸다.

46장 숙박소, 감옥, 그리고 묘지
1. 5세기와 6세기에 서유럽의 사회적, 경제적 여건이 좋지 않아서 병원을 세우기 어려웠다

는 학설도 있다.

47장 수술받기보다는 자살을 택하겠어요
1. 함무라비 법전 218조.

48장 이에는 이, 눈에는 눈
1. 권력자의 치료를 위해 일반인이 연습 대상이 된 경우도 꽤 있다. 프랑스의 앙리 2세 (Henri II, 1519~1559년)가 말을 타고 하는 창술 시합을 하다가 눈에 창이 꽂혔을 때는 의사들이 모여서 방금 교수형 당한 죄수의 목을 잘라다가 창을 여러 각도로 찔러 가며 연구했다. 이 왕은 결국 죽었다. 또 15세기에 프랑스 왕이 아끼는 신하가 결석 제거 수술을 받을 때에는 강도로 사형될 예정이던 죄수가 마침 결석이 있어서, 의사들이 왕의 허락을 받고 이 죄수로 수술 연습을 했다는 기록도 있다. 다행히 수술이 무사히 끝나서 죄수를 죽이지 않고 살려 주었다고 하는데 죄수로서는 병도 고치고 목숨도 건진 셈이다.

2. 서양에서는 19세기까지도 아무리 환자가 치료를 원한다 한들 회복 가능성이 없다면 치료하지 않는 것이 올바른 의사의 태도라고 가르쳤다. 그런 점에서도 의사들이 갖추어야 할 가장 중요한 덕목 중의 하나가 환자가 앞으로 어떻게 되는지, 나을 것인지 아니면 죽을 것인지를 예측하는 능력이었다. 히포크라테스 학파가 이걸 잘했던 것으로 알려져 있다.

3. 중세 서고트 인의 법전에도 의사의 잘못으로 환자가 죽으면 친족에게 의사를 넘겨 마음대로 처분하도록 한다는 구절이 있었다고 한다.

53장 정상을 비정상으로 판단한 의사들
1. '가슴샘 림프 체질(status thymicolymphaticus)'이라는 용어를 처음으로 사용한 인물은 오스트리아의 아르놀트 팔타우프(Arnold Paltauf, 1860~1893년)였다. 그는 1889년에 이미 이와 비슷한 주장을 했다.

2. 수술 사망률이 35퍼센트나 되었다.

3. 알프레드 프리들랜더(Alfred Friedlander)가 1907년 방사선으로 가슴샘을 축소시키는 데 처음으로 성공했다.

57장 실제로 보면서 연구했습니다

1. 같은 이름을 썼던 형이 1794년에 태어나 1802년 1월에 사망했는데, '퀘백 생명표 및 교회 기록'에 따르면 동생이 1802년 4월 퀘벡에서 태어나자 죽은 형의 이름을 붙였다고 한다. 따라서 생 마르탱의 생년을 1794년 혹은 1804년으로 추정하는 문헌도 있으나 여기서는 1802년이 더 맞는 것으로 보았다.

2. 배에 구멍이 뚫린 채로 상처가 아문 이런 상태를 의학적으로는 위루라고 한다. 현대 의학에서도 의식이 없는 환자에게 장기간 영양을 공급할 필요가 있을 때, 가끔 인공적으로 만들어 주는 경우가 있다.

3. 결과적으로 생 마르탱이 본격적으로 실험에 협조한 기간을 다 더하면 약 3년 정도였던 것 같다.

62장 죽은 사람의 피를 산 사람에게

1. 러시아 응급 의학 및 군진 의학의 선구자였던 니콜라이 바실리에비치 스클리포소프스키(Nikolai Vasilievich Sklifosovsky, 1836~1904년)의 이름을 따서 설립된 병원.

2. 버나드 판터스는 헝가리 부다페스트에서 태어난 유대계 미국인 의사였다. 그는 1899년 일리노이 대학교에서 학위를 취득하고 1937년 미국 시카고 쿡 카운티 병원에 최초의 혈액 은행을 만들었다.

67장 죽음의 빛

1. 뢴트겐은 엑스선 발견 후 이 발견을 인체에 적용하는 데에 흥미가 없었다. 또 자신이 만든 엑스선 발생 장치를 금속 보관함에 넣어 보관했기에 방사선에 노출될 기회가 다른 연구자보다 적었다고 한다.

참고 문헌

1장 사신의 보이지 않는 손

Cartwright, Frederick F. *Disease and History*, Crowell (1972).

Diamond, Jared. *Guns, Germs, and Steel*, W. W. Norton & Company (1997).

2장 하느님이 내린 천벌

Cantor, Norman F. *In the Wake of the Plague: The Black Death and the World it Made*, Simon and Schuster, Inc. (2001).

Cartwright, Frederick F. *Disease and History*, Crowell (1972).

Conrad, Lawrence I., Michael Neve, Vivian Nutton, Roy Porter, and Andrew Wear. *The Western Medical Tradition 800 BC to AD 1800*, Cambridge Univ Press (1995).

Hansen, Willy and Jean Freney. *Des Bacteries et Des Hommes, Privat, Toulouse*, Chuokoron-Shinsha, Inc.; Japanese translation (2004).

Porter, Roy. *The Greatest Benefit to Mankind*, HarperCollins (1998).

3장 죽음의 검은 얼굴

Cartwright, Frederick F. *Disease and History*, Crowell (1972).

Kennedy, Michael T. *A Brief History of Disease, Science and Medicine*, Asklepiad Press (2003).

4장 깃털 뱀신의 사자가 가져온 질병

Diamond, Jared. *Guns, Germs, and Steel*, W. W. Norton & Company (1997).

Kennedy, Michael T. *A Brief History of Disease, Science and Medicine*, Asklepiad Press (2003).

5장 비정한 범재의 질투였는가?

Mackowiak, Philip A. *Post Mortem: Solving History's Great Medical Mysteries*, American College of Physicians (2007).

6장 파리의 땅 밑에는, 또 하나의 파리가 있다

Atsuo Hamada, 疫病は 警告する, Yosensha (2004).

Delaporte, Francois. *Disease and Civilization: The Cholera in Paris, 1832*, MIT Press; English translation (1989).

Kudlick, Catherine J. *Cholera in Post-Revolutionary Paris: A Cultural History*, Univ of California Press (1996).

7장 그들은 어디로 사라졌을까?

Beattie, Owen and John Geiger. *Frozen in Time: Unlocking the Secrets of the Franklin Expedition*, Western Producer Prairie Books (Saskatoon 1987).

Sandler, Martin W. *Resolute: The Epic Search for the Northwest Passage and John Franklin, and the Discovery of the Queen's Ghost Ship*. Sterling Publishing Co. (New York 2006).

Witze, Alexandra. "Fingernail absolves lead poisoning in death of arctic explorer", *Nature*. Macmillan Publishers Ltd. (Dec 2016, Retrieved May 2018).

https://en.wikipedia.org/wiki/Franklin%27s_lost_expedition

8장 운명의 검은 손길

Fenster, Julie M. *Mavericks, Miracles, and Medicine*, Carroll and Graf Publishers (New York 2003).

Hollingham, Richard. *Blood and Guts: A History of Surgery*, Thomas Dunne Books, St Martin's Press (New York 2009).

Nuland, Sherwin B. *Doctors: The Biography of Medicine*, Knopf (New York 1988).

Sigerist, Henry E. *The Great Doctors: A Biographical History of Medicine*, Dover Publications, Inc. (New York 1933, renewed 1971).

Wootton, David. *Bad Medicine: Doctors Doing Harm Since Hippocrates?*, Oxford Press (2006).

9장 피의 힘

Cartwright, Frederick F. *Disease and History*, Crowell (1972).

Haurani, Farid I. "Rasputin used hypnosis: reply to 'Russia's imperial blood'", *Am J Hematol.* 80(4): 309-310, author reply 313 (Dec 2005).

Kendrick, John M. L. "Russia's imperial blood: was Rasputin not the healer of legend?", *Am J Hematol.* 77(1): 92-102 (Sep 2004)

Stevens, Richard. "The history of haemophilia in the royal families of europe", *Br J Haematol.* 105(1): 25-32 (Apr 1999).

10장 세계 대전보다 더 치명적이었던 감기

Crosby, Alfred W. *America's Forgotten Pandemic*, Cambridge Univ Press (1989).

Johnson, N. P. A. S. and J. Müller. "Updating the account: global mortality of the 1918-1920 'Spanish' influenza pandemic'", *Bull His Med.* 76: 105-115 (2002).

Reid A. H., T. G. Fanning, J. V. Hultin, and J. K. Taubenberger. "Novel origin of the 1918 pandemic virus nucleoprotein gene segment", *J Virol.* 78: 12462-12470.

Taubenberger, Jeffery K. et al., "Characterization of the 1918 influenza virus polymerase genes", *Nature* 437, 889-893 (2005).

Taubenberger, Jeffery K. and David M. Morens. "1918 Influenza: The mother of all pandemics", *Emer Infect Dis.* 12(1): 15–22 (Jan 2006).

11장 살인 호텔의 수수께끼를 풀어라

Altman, Lawrence K. "In philadelphia 30 years ago, an eruption of illness and fear", *New York Times* (1 Aug 2006, Retrieved 8 Oct 2011).

"The philadelphia killer", *Time* (16 Aug 1976).

12장 사람의 탐욕에 죽어 간 환자들

Crewdson, John. *Science Fiction: A Scientific Mystery, a Massive Cover-up, and the Dark Legacy of Robert Gallo*, Little Brown and Co. (2002).

Toshio Kuroki, 研究不正, Chuokoron-Shinsha, Inc. (2016).

13장 죽음의 하얀 가루

Gordon, Richard. *Great Medical Disasters*, Curtis Brown Group Ltd. (1983).

Hansen, Willy and Jean Freney. *Des Bacteries et Des Hommes, Privat, Toulouse*, Chuokoron-Shinsha, Inc.; Japanese translation (2004).

Norton, Trevor. *Smoking Ears and Screaming Teeth: A Celebration of Self-Experimenters*, Bungeishunju Ltd.; Japanese translation (2013).

Roberts, Gwynne. "The deadly legacy of Anthrax Island", *The Sunday Times Magazine* (London, 15 Feb 1981).

14장 아프리카를 덮친 죽음의 바이러스

Amundsen, S. B. "Historical analysis of the ebola virus. prospective implications for primary care nursing today", *Clinical Excellence for Nurse Practitioners* vol 2, No 6, 343–351 (1998).

Norton, Trevor. *Smoking Ears and Screaming Teeth. A Celebration of Self-Experimenters*, Bungeishunju Ltd.; Japanese translation (2013).

WHO. "Health worker ebola infections in guinea, liberia and sierra leone", *A Preliminary Report* (21 May 2015).

15장 전염병과 함께 살아가는 법

Cohen, Jon. "Wuhan seafood market may not be source of novel virus spreading globally". *Science* (January 2020). doi:10.1126/science.abb0611.

Lam, Tommy Tsan-Yuk; Shum, Marcus Ho-Hin; Zhu, Hua-Chen; Tong, Yi-Gang; Ni, Xue-Bing; Liao, Yun-Shi; Wei, Wei; Cheung, William Yiu-Man; Li, Wen-Juan; Li, Lian-Feng; Leung, Gabriel M.; Holmes, Edward C.; Hu, Yan-Ling; Guan, Yi (26 March 2020). "Identifying SARS-CoV-2 related coronaviruses in Malayan pangolins" (PDF). *Nature*. doi:10.1038/s41586-020-2169-0. PMID 32218527. Retrieved 27 March 2020.

Li Q, Guan X, Wu P, Wang X, Zhou L, Tong Y, et al. (January 2020). "Early Transmission Dynamics in Wuhan, China, of Novel Coronavirus-Infected Pneumonia". *The New England Journal of Medicine*. 382 (13): 1199–1207. doi:10.1056/NEJMoa2001316. PMID 31995857. Free to read

"Coronavirus COVID-19 Global Cases by the Center for Systems Science and Engineering (CSSE) at Johns Hopkins University (JHU)". ArcGIS. Johns Hopkins CSSE. Retrieved 4 April 2020.

16장 명의가 살 수 없는 세상

사마천, 『사기열전』(김원중 옮김, 을유문화사, 2003년).

17장 황제의 호기심 천국

Haskins, Charles H. "Science at the court of the Emperor Frederick II", *The American Historical Review* vol. 27, No. 4 pp. 669-694 (26 pages), Published by Oxford University Press on behalf of the American Historical Association, Jul 1922

Salimbene di Adam, "Chronicles, from medieval sourcebook: on Frederick II, 13th century" (Translation by Paul Halsall, ORB sources editor of Internet Medieval Sourcebook, Fordham University Center for Medieval Studies.) Last Modified: Nov 2011

https://en.wikipedia.org/wiki/Language_deprivation_experiments

18장 평등한 죽음을 위해

Gordon, Richard. *The Alarming History of Medicine*, St. Martin's Griffin (1994).

Kershaw, Alister. *A History of the Guillotine*. Calder (London 1958).

19장 죽은 뒤에도 구경거리

Moore, Wendy. *The Knife Man: Blood, Body Snatching, and the Birth of Modern Surgery*, Broadway Books (2005).

Sigerist, Henry E. *The Great Doctors: A Biographical History of Medicine*, Dover Publications, Inc. (New York 1933, renewed 1971).

20장 시체는 돈이 된다

Gordon, Richard. *Great Medical Disasters*, Curtis Brown Group Ltd. (1983).

Youngson, Robert M. *Medical Curiosities*, p.259. Robinson Publishing Ltd. (1997).

21장 자기 배에 칼을 댄 사람들

Youngson, Robert M. *Medical Curiosities*, p.170. Robinson Publishing Ltd. (1997).

22장 "노벨상을 받아서 잡혀 왔습니다."

Hager, Thomas. (Japanese Translation by Tsutomu Kobayashi), *The Demon Under The Microscope: From Battlefield Hospitals to Nazi Labs, One Doctor's Heroic Search for the World's First Miracle Drug*, Broadway Books (2006, renewed by Chuokoron-Shinsha Inc. 2013).

23장 영웅은 어떻게 무너지는가

Newton, James D. *Alexis Carrel*, Harcourt (1987).

Sade, Robert M. "Transplantation at 100 years: Alexis Carrel, pioneer surgeon", *Ann Thorac Surg* 80: 2415-2418 (2005).

24장 "키를 머리통 길이만큼 줄여 주겠소."

Gordon, Richard. *The Alarming History of Famous and Difficult Patients*, Curtis Brown Group Ltd. (1997).

Hyde, Harford M. *Stalin*, Hart Davis (London 1971)

Le Fanu, James. *The Rise and Fall of Modern Medicine*, Carroll and Graf Publishers (New York 2002).

Volkogonov, D. *Stalin*, Weidenfeld and Nicolson (London 1991).

25장 의사가 되려면 남자의 허락을 받아라?

Nuland, Sherwin B. *Doctors, The Biography of Medicine*, Knopf (New York 1988).

Strathern, Paul. *A Brief History of Medicine from Hippocrates to Gene Therapy*, Constable and Robinson Ltd. (2005).

26장 "효과만 있다면, 말 오줌이라도 상관없어."

Altman, Lawrence K. and Todd S. Purdum. "In J.F.K. file, hidden illness, pain and pills", *The New York Times* (Sep. &. 9200, 2002).

Dallek, Robert. *The Medical Ordeals of JFK*, The Atlantic (Dec 2002).

Staedter, Tracy. "How John F. Kennedy's back pain affected his life and death?", livescience.com/59764 (11 July 2017).

27장 누구를 살릴 것인가?

Kolff, Willem J. and H. T. Berk. "The artificial kidney: a dialyser with a great area", *Acta Medica Scandinavia*, 117:121-134 (1944).

Pence, Gregory E. *Classic Cases in Medical Ethics: Accounts of Cases That Have Shaped*

Medical Ethics, with Philosophical, Legal, and Historical Backgrounds, McGraw-Hill Humanities/Social Sciences/Languages; 4th Edition (2004).

"Who is worth saving?", *Newsweek Magazine* (11 Jun 1962).

28장 '로키' 게이트

Frank, Jeffrey. "Big spender", *The New Yorker* (13 Oct 2014, Retrieved 30 Mar 2018).

McFadden, Robert D. "New details are reported on how Rockefeller died", *New York Times Archives* (29 Jan 1979).

Siemaszko, Corky. "The story of Nelson Rockefeller's death and the spin that kept the (sexy) truth out of the headlines", *New York Daily News* (14 Aug 2017, Retrieved 30 Mar 2018).

29장 금단의 유혹

"Australian Story", *The Insider* (22 February 2001, accessed 26 July 2010).

Grant, John. *Corrupted Science: Fraud, Ideology and Politics in Science*. Facts, Figures & Fun (2007).

"Thalidomide hero found guilty of scientific fraud", *The New Scientist* (27 Feb 1991).

30장 죽음으로도 풀리지 않는 주박

Jameson, Eric. *The Natural History of Quackery*, Micheal Joseph Ltd. (London 1961).

Rüster, Detlef. *Der Chirurg, ein Beruf zwischen Ruhm und Vergessen*, Seemann Henschel GmbH & Co. KG (1993).

31장 쇠사슬을 끊어라!

Haggard, Howard W. *The Doctor in History*, Yale Univ Press (1934).

Hannaway, Caroline and Ann La Berge. *Constructing Paris Medicine*, Amsterdam-Atlanta, (GA 1998).

Pinel, Phillipe. *A Treatise on Insanity: The History of Medicine Series*, Hafner Publishing Company; 1806 English translation (1962).

Risse, Guenter B. *Mending Bodies, Saving Souls: A History of Hospitals*, Oxford Univ Press (1999).

Simmons, John Galbraith. *Doctors and Discoveries: Lives That Created Today's Medicine from Hippocrates to the Present*, Houghton Mifflin Company (2002).

Weiner, Dora B., Edwin R. Wallace, and John Gach (eds.) The Madmen in the Light of Reason. Enlightenment Psychiatry: Part II. Alienists, Treatises, and the Psychologic Approach in the Era of Pinel. History of psychiatry and medical psychology: with an epilogue on psychiatry and the mind-body relation. pp. 281-304. ISBN 978-0-387-34708-0. OCLC 224506545, 2010.

32장 만들어진 해방자 전설

Gerard, D. L. "Chiarugi and Pinel considered: soul's brain/person's mind", *Journal of the History of the Behavioral Sciences*. vol. 33 Issue 4, pp. 381-403 (1998).

Mora, G. "Vincenzo Chiarugi (1759-1820) and his psychiatric reform in florence in the late 18th century (on the occasion of the bi-centenary of his birth)", *J Hist Med*. Oct;14:424-433 (1959).

Weiner, Dora B., Edwin R. Wallace, and John Gach (eds.). "The Madmen in the light of reason. enlightenment psychiatry: part II. alienists, treatises, and the psychologic approach in the era of Pinel. history of psychiatry and medical psychology: with an epilogue on psychiatry and the mind-body relation", OCLC 224506545 (2010).

33장 "외과의로서는 최고, 인간으로는 최저!"

Bishop, William J. *The Early History of Surgery*, Barnes & Noble Books (1995).

d'Allaines, Claude. *Histoire De La Chirurgie*, Presses Universitaires de France (1984).

Gordon, Richard. *The Alarming History of Medicine*, St. Martin's Griffin (1994).

34장 동물 생체 실험의 시작

Belofsky, Nathan. *Strange Medicine*, Penguin Group USA (2013).

Garrison, Fielding H. *An introduction to the history of medicine*, Saunders (1929).

Sigerist, Henry E. *The Great Doctors: A Biographical History of Medicine*, Dover Publications, Inc. (New York 1933, renewed 1971).

이재담, 『의학의 역사』(광연재, 2003년).

https://en.wikipedia.org/wiki/Fran%C3%A7ois_Magendie

https://en.wikipedia.org/wiki/Claude_Bernard

35장 기관총을 만든 의사

Keller, Julia. *Mr Gatling's Terrible Marvel: The Gun That Changed Everything and the Misunderstood Genius Who Invented It*. Viking (2008).

Wahl, Paul and Don Toppel. *The Gatling Gun*, Arco Publishing (1971).

36장 유아식을 개발한 화학자

"The Nestlé company history: The pioneer years", www.nestle.com. (Retrieved 30 Nov 2017).

https://en.wikipedia.org/wiki/Justus_von_Liebig

37장 "너희만 가서 창피를 당하고 와라."

Chevallier-Jussiau, Nadine. "Henry Toussaint and Louis Pasteur. Rivalry over a vaccine", *Hist Sci Med*. 44(1): 55-64 (Jan-Mar 2010).

Debré, Patrice. (translated by Elborg Forster), *Louis Pasteur*, Johns Hopkins Univ Press (1998).

Hansen, Willy and Jean Freney. *Des Bacteries et Des Hommes, Privat, Toulouse*, Chuokoron-Shinsha, Inc.; Japanese translation (2004).

Strathern, Paul. *A Brief History of Medicine from Hippocrates to Gene Therapy*, Constable and Robinson Ltd. (2005).

Williams, E. "The forgotten giants behind Louis Pasteur: contributions by the veterinarians Toussaint and Galtier", *Vet Herit*. 33(2): 33-39 (Nov 2010).

38장 젊어서는 자살, 늙어서는 장수를 꿈꾸다

"Ilya Mechnikoff – biographical", Nobelprize.org.

Simmons, John Galbraith. *Doctors and Discoveries: Lives That Created Today's Medicine from Hippocrates to the Present*, Houghton Mifflin Company (2002).

39장 죽음의 인체 실험

Altman, Lawrence K. *Who Goes First?*, Univ of California Press (1998).

Delaporte, Francois. *Histore De La Fièvre Jaune: Naissance de la Mēdecine Tropicale*, Éditions Payot (Paris 1989).

40장 자기 심장에 직접 관을 꽂다

Altman, Lawrence K. *Who Goes First?*, Univ of California Press (1998).

Fenster, Julie M. *Mavericks, Miracles, and Medicine*, Carroll and Graf Publishers (New York 2003).

Forssmann W. *Experiment on Myself. Memoirs of a Surgeon in Germany*. St. Martin's Press (New york 1974).

Forssmann, Werner. "Die sondierung des rechten herzens", *Klinica Wochnschraft* 8:2085 (1929).

41장 죽음의 천사

Kater, Michael H. *Doctors Under Hitler*, The Univ of North Carolina Press (1989).

Pence, Gregory E. *Classic Cases in Medical Ethics: Accounts of Cases That Have Shaped Medical Ethics, with Philosophical, Legal, and Historical Backgrounds*, McGraw-Hill Humanities/Social Sciences/Languages; 4th Edition (2004).

42장 의사가 치매에 걸렸을 때

Youngson, Robert M. *Medical Curiosities*. Robinson Publishing Ltd. (1997).

43장 42년 걸린 증명

Doll, Richard and Austin Bradford Hill. "Smoking and carcinoma of the lung", *British Medical Journal*, p. 739−748, (30 Sep 1950).

Le Fanu, James. *The Rise and Fall of Modern Medicine*, Carroll and Graf Publishers (New York 2002).

Wootton, David. *Bad Medicine: Doctors Doing Harm since Hippocrates?*, Oxford Press (2006).

44장 죽는 편이 나을지도

Ackerknecht, Erwin H. *A Short History of Medicine*, The Johns Hopkins University Press (1982).

Porter, Roy. *The Greatest Benefit to Mankind*, HarperCollins (1998).

Sigerist, Henry E. *History of Medicine*, Oxford University Press (1951, renewed 1979).

45장 불륜으로 발달한 성형술

Ackerknecht, Erwin H. *A short history of medicine*, The Johns Hopkins University Press (1982).

Sigerist, Henry E. *History of Medicine*, Oxford University Press (1951, renewed 1979).

46장 숙박소, 감옥, 그리고 묘지

Conrad, Lawrence I., Michael Neve, Vivian Nutton, Roy Porter, and Andrew Wear. *The Western Medical Tradition 800 BC to AD 1800*, Cambridge Univ Press (1995).

Risse, Guenter B. *Mending Bodies, Saving Souls: A History of Hospitals*, Oxford Univ Press (1999).

47장 수술받기보다는 자살을 택하겠어요

d'Allaines, Claude. *Histoire De La Chirurgie*, Presses Universitaires de France (1984).

Gordon, Richard. *Great Medical Disasters*, Curtis Brown Group Ltd. (1983).

Hollingham, Richard. *Blood and Guts. A history of Surgery*, Thomas Dunne Books, St Martin's Press (New York 2009).

48장 이에는 이, 눈에는 눈

Bishop, William J. *The Early History of Surgery*, Barnes & Noble Books (1995).

Jameson, Eric. *The Natural History of Quackery*, Micheal Joseph Ltd. (London 1961).

Rűster, Detlef. *Der Chirurg, ein Beruf zwischen Ruhm und Vergessen*, Seemann Henschel GmbH & Co. KG (1993).

49장 자기 배에 칼을 댄 어머니들

Churchill, Helen. *Caesarean Birth: Experience, Practice and History*, Books for Midwives Press (1997).

Youngson, Robert M. *Medical Curiosities*, Robinson Publishing Ltd. (1997).

50장 "5명이나 살아서 병원 문을 나가다니."

Ackerknecht, Erwin H. *A Short History of Medicine*, The Johns Hopkins University Press (1982).

Porter, Roy. *The Greatest Benefit to Mankind*, HarperCollins (1998).

Risse, Guenter B. *Mending Bodies, Saving Souls: A History of Hospitals*, Oxford Univ Press (1999).

51장 속는 사람이 바보?

Jameson, Eric. *The Natural History of Quackery*, Micheal Joseph Ltd. (London 1961).

52장 일단 넣고 보자

Starr, Douglas. *Blood. An Epic History of Medicine and Commerce*, Alfred A. knopf, Inc. (1998).

Wise, M. Whitten and Patrick O'Leary. "The origins of blood transfusion: early history", *The American Surgeon*, 68:98-100 (2002).

53장 정상을 비정상으로 판단한 의사들

Friedlander A. "Status lymphaticus and enlargement of the thymus with report of a case being successfully treated by x-ray", *Arch Pediatr.* 24, 491-501 (1907).

Jacobs M. T., D. P. Frush, and L. F. Donnelly. "The right place at the wrong time: Historical perspective of the relation of the thymus gland and pediatric radiology", *Radiology.* 210(1): 11-16 (Jan 1999).

Khurana, Esha. "When Science goes wrong", https://helix.northwestern.edu/blog, (Feb 2010).

Paltauf, A. "Über die beziehung der thymus zum plötzlichen tod", *Wien Klin Wochenschr* 2: 877-881 (1889).

Saenger, E. L., F. N. Silverman, T. D. Sterling, and M. E. Turner. "Neoplasia following therapeutic irradiation for benign conditions in childhood", *Radiology.* 74, 889-904 (1960).

Sapolsky, Robert M. "Poverty's remains", *The Sciences.* 31(5): 8-10 (Sep-Oct 1991).

54장 전쟁보다 더 많은 사람을 죽인 치료법

Clayson, Christopher. "William Cullen in eighteenth century medicine", In *William Cullen and the Eighteenth Century Medical World*, A Doig, et al., eds., Edinburgh Univ Press (1993).

King, Lester. *The Medical World of the Eighteenth Century*, Chicago Univ Press (1958).

Risse, Günther. "The brownian system of medicine: its theoretical and practical implications", *Clio Media* vol. 5 (1970).

55장 죽음보다 더한 고통

Bishop, William J. *The Early History of Surgery*, Barnes & Noble Books (1995).

d'Allaines, Claude. *Histoire De La Chirurgie*, Presses Universitaires de France (1984).

Fenster, Julie M. *Ether Day*, HarperCollins Publishers, Inc. (2001).

Nuland, Sherwin B. *Doctors, The Biography of Medicine*, Knopf (New York 1988).

56장 한 번에 3명이

Belofsky, Nathan. *Strange Medicine*, Penguin Group USA (2013).

Gordon, Richard. *Great Medical Disasters*, Curtis Brown Group Ltd. (1983).

Hollingham, Richard. *Blood and Guts: A history of Surgery, Thomas Dunne Books*, St Martin's Press (New york 2009).

57장 실제로 보면서 연구했습니다

Beaumont, W. *Experiments and Observations on the Gastric Juice and The Physiology of Digestion*, Lilly, Wait & Co. (Boston 1834).

Harre, R. *Great Scientific Experiments*, Phidon Oxford (1981).

Leblond, Sylvio. M.D., Men and Books. "The life and times of Alexis St-Martin", *Canad. Med. Ass. J.* vol. 88 (15 Jun 1963).

58장 일단 빼고 보자

Dale, Philip Marshall. *Medical Biographies. The Ailments of Thirty-three Famous Persons*, Univ of Oklahoma Press (1952).

Gordon, Richard. *The Alarming History of Famous and Difficult Patients*, Curtis Brown Group Ltd. (1997).

Lujan, Nestor. *Genius and Disease*(天才と病氣), Nikkei BP Press (2002).

59장 누구를 위한 죽음이었나

"Doctor kills a king", *BMJ*, p.1445 (28 May 1994).

Gordon, Richard. *The Alarming History of Medicine*, St. Martin's Griffin (1994).

Watson, F. "The death of George V", *History Today* (Dec 1986).

60장 고통은 사라졌지만……?

d'Allaines, Claude. *Histoire De La Chirurgie*, Presses Universitaires de France (1984).

Harold Ellis, *Operations That Made History*, Greenwich Medical Media (1996).

61장 제1차 세계 대전은 막을 수 있었다?

Gordon, Richard. *Great Medical Disasters*, Curtis Brown Group Ltd. (1983).

Kennedy, Michael T. *A Brief History of Disease, Science and Medicine*, Asklepiad Press (2003).

62장 죽은 사람의 피를 산 사람에게

Starr, Douglas. *Blood: An Epic History of Medicine and Commerce*, Alfred A. knopf, Inc. (1998).

63장 수술로 정신병을 고쳐드립니다

El-Hai, Jack. *The Robotomist*, John Wiley (2005).

Hollingham, Richard. *Blood and Guts: A History of Surgery*, Thomas Dunne Books, St Martin's Press (New York 2009).

64장 공포의 송곳

El-Hai, Jack. *The Robotomist*, John Wiley (2005).

Hollingham, Richard. *Blood and Guts: A History of Surgery*, Thomas Dunne Books, St Martin's Press (New york 2009).

65장 일단 기다려 보자

Bishop, William J. *The Early History of Surgery*, Barnes & Noble Books (1995, 1957).

Creese, Philip G. "The first appendectomy", *Surgery, Gynecology and Obstetrics* 97:643 (1953).

Kennedy, Michael T. *A Brief History of Disease, Science and Medicine*, Asklepiad Press (2003).

Thorwald, Jürgen. *Das Weltreich der Chirurgen*, Steingrüben Verlag Stuttgart (1957).

66장 자비로운 죽음을 위해

Bedau, Hugo Adam. *The Death Penalty in America*, Oxford Univ Press (1982).

Gordon, Richard. *Great Medical Disasters*, Curtis Brown Group Ltd. (1983).

Laurence, John. *A History of Capital Punishment*, The Citadel Press (1960).

67장 죽음의 빛

Friedman, Meyer and Gerald W. Friedland. *Medicine's 10 Greatest Discoveries*, Yale Univ
Press (1998).

Norton, Trevor. *Smoking Ears and Screaming Teeth: A Celebration of Self-Experimenters*,
Bungeishunju Ltd.; Japanese translation (2013).

Sansare, K., V. Khanna, and F. Karjodkar. "Early victims of X-rays: a tribute and current
perception", *Dentomaxillofac Radiol.* Feb; 40(2): 123–125 (2011).

68장 홈런왕이 세운 또 하나의 기록

New York Times, (11~17 Aug 1948).

Patterson, James T. *The Dread Disease: Cancer and Modern American Culture*, Harvard
Univ Press (1987).

69장 잘린 팔 다시 붙이기

Malt, Ronald A. "70, led first surgeons to reattach a human limb", *Los Angeles Times* (20
Oct 2002, Retrieved 23 Jun 2018).

Pearce, Wright. "Ronald Malt", *The Lancet* vol 360, (9 Nov 2002).

70장 일단 팔고 보자

"Argentine patients killed for organs", *BMJ*, p. 345 (25 Apr 1992).

Scheper-Hughes, Nancy. "The ghosts of montes de oca: buried subtext of the argentine
dirty war" *The Americas 72*, pp. 187–220 (2 Apr 2015).

71장 바뀐 것은 뇌인가, 아니면 몸인가?

Roach, Mary. *Stiff: The Curious Lives of Human Cadavers*, W. W. Norton Company (2004).

무서운 의학사

도판 저작권

찾아보기

ㄱ

가슴샘 림프 체질 222

가슴샘 비대 222~223

가슴조임증 108

가이스 병원 218

간통죄 196

갈레노스, 클라우디우스 11

갈로, 로버트 64~65

갑상샘암 223

개틀링, 리처드 157

   개틀링 총기 회사 157~159

거스리, 찰스 284

검역 29

게르하르트, 카를 250

게슈타포 108

게이지, 피니어스 256

결석 102~104

   결석 절개 채위 102

   결석 제거술 102, 194

결핵 122, 223

고혈압 114

골상학 치료 216

광견병 217

광학 이성질체 163

괴혈병 44~47

교수형 100, 267

교황 205

   교황청 98

(구)소련 68, 114~117, 179, 253, 255, 284

9·11 테러 67

국소 병리학 12

그라나다 30

그레이트레이크스, 발렌타인 215

그레이트피시 강 45

그루이나드 섬 68~69

그리스 23, 194, 197, 199

『근대 의학의 발전』 11

글리코겐 153

금연 187

급성 미란성 발열 37

기관총 156~159

기요틴, 조제프이냐스 91~93, 267

   기요틴(처형 도구) 91~92, 267, 284

깔때기콩팥염 39

ㄴ

나이팅게일, 플로렌스 118

나치 68, 106, 108, 113, 177

나폴레옹, 보나파르트 31, 144, 156, 230

   나폴레옹 전쟁 225

나폴리 30

난소 적출술 248

남북 전쟁 120, 158

내분비 154

「네 인종에서 턱 부위의 형태학적 검증」 178

네덜란드 67, 125

네만 강 31, 33

네슬레, 앙리 161

   네슬레 사 162

넬라톤, 오귀스트 248

노력 적기 훈장 114

노벨상 106~110, 271

   노벨 생리·의학상 111~113, 169, 173, 257

   노벨 평화상 106

노예 무역 36, 171

노자 86

녹내장 139

녹스, 로버트 99~101

놀리스, 에버렛 277~279

뇌졸중 130, 139, 141, 144, 179, 225

뇌출혈 53~54, 117

뉘른베르크 강령 180

뉘른베르크 전범 재판 180
뉴욕 67, 77, 111, 118~119, 129, 132, 175, 211, 216, 237, 275
《뉴욕 의학 저널》 104
《뉴욕 타임스》 111~112, 175, 261, 276
뉴질랜드 36
니콜라이 2세 52, 55
닉슨, 리처드 129

ㄷ

다 빈치, 레오나르도 157
다뱅, 카지미르 67
달리, 클라렌스 271
당뇨병 139
대량 살상 무기 59
대식 세포 168
데 알바라도, 페드로 34
데미코프, 블라디미르 284
도마크, 게르하르트 106~110
도미니카 섬 35
도슨, 에드워드 243
독일 52, 58, 66, 69, 87, 91, 106~107, 113, 118, 161, 174, 177, 180, 193, 229
독일 제국 250~252
돌팔이 치료법 215~217
동맥 경화 169
동맥류 203
동물 실험 152, 219, 236, 247, 275
동양쥐벼룩 27
동종 요법 225
돼지 인플루엔자 62
두통 167
뒤피트랭, 기욤 148~150, 264
뒤피트랭 골절 150
뒤피트랭 구축 149~150
디 시칠리아, 쿠스탄차 87
디첸, 게르다 175
딕, 엘리샤 240

ㄹ

라 보르드, 장뱅자맹 드 284

라구사 29
라레, 도미니크장 31, 230
라마르크, 장 막시밀리앙 42
라스푸틴, 그리고리 54~55
《라이프》 127
라이프치히 225
라지어, 제시 173
라테란 공의회 199
락토바실러스 불가리스균 170
《랜싯》 134
러시아 32, 167, 213
러시아 원정 31~33, 230
런던 94, 140, , 142, 146, 186, 186, 200, 203, 218, 225, 246, 251, 253, 258, 260
《런던 의학 저널》 104
럼주 44
레닌 훈장 114, 116~117
레몬 44~45, 47
『레 미제라블』 41~43
레알 지구 42
레예, 피에르 67
레오폴드 왕자 52
레온티우스 주교 198
레이, 존 45
레이건, 로널드 65
레이덤, 윌리엄 216
레지노넬라병 63
레지옹 도뇌르 훈장 165, 173
렉셀, 라르스 259
렘브란트, 하르먼손 판 레인 103
로, 엘리자베스 커티스 241
로마 198~199
로마 제국 23, 31
로시뇰, 히폴리트 164~165
로엠, 자크 151
로열 런던 병원 272
록펠러, 존 129
록펠러 연구소 111
록펠러, 넬슨 129~132
롱 드롭 268
롱, 엘리 헤르 9

뢰번 98
뢰트겐, 빌헬름 270, 273
루, 피에르 165
루스 주니어, 조지 허먼 베이브 274~276
루이 14세 206
루이 16세 92, 213
루이 18세 148
루이, 앙투안 91
루이슨, 리처드 275
르네상스 24
리드, 월터 171~173
리버만, 막스 182
리브, 크리스토퍼 285
리비히, 유스투스 폰 161
리스터, 조지프 12, 44, 249,
리스턴, 로버트 203, 232~233
리옹 153, 174, 199, 199
리처즈, 디킨슨 175~176
리콕, 존 219
린드버그, 찰스 113

ㅁ

마게이트 96
마레, 에티엔쥘 174
마법 의사 191~193
마샥, 메건 129~132
마우리아 왕조 196
마운트사이나이 병원 275
마이클 데일리상 135
마장디, 프랑수아 151~155
마취법 48, 102, 202, 228, 232, 234, 247~249,
    258
마흐디 전쟁 156
막창자꼬리 절제술 264~266
막창자꼬리염 173, 264~265
막창자염 264, 266
만나이아 91
만능 살균제 216
만병통치약 216
말라리아 23, 36, 194
매독 24, 39, 196, 255

매사추세츠 종합 병원 277
매키낙 섬 235
맥데이드, 조지프 62
맥도웰, 이프레임 248
맥밀런, 해럴드 122
맥브라이드, 윌리엄 134
맥심, 하이럼 158
맥아유 161
맥켄지, 모렐 251~252
맥코윅, 필립 39
맨해튼 프렌치 병원 274
맵 바이오 제약 73
머피, 존 265
메릴랜드 의과 대학 39
메모리얼 병원 276
메시나 27
메치니코프, 일리야 166~170
멕시코 전쟁 158
멩겔레, 요제프 177
면역학 166~167
모니츠, 안토니오 257, 260
모르핀 152, 168, 243~244
모리소, 프랑수아 208
모성 박탈 증후군 89
모스크바 31, 243~255
    모스크바 병원 213
모차르트, 볼프강 아마데우스 37~40
    모차르트, 마리아 콘스탄체 39
    「모차르트와 살리에리」 38
몬테스 데 오카 공립 정신 병원 280
몰트, 로널드 278~279
몽골 군 26
몽타뉘에, 뤼크 64~65
몽펠리에 99
무균 수술법 44
무하마드, 압달라히 이븐 156
물 치료 요법 216
뮌스터 대학교 107
뮐러, 요하네스 154
뮐러, 프란츠 185
미국 11, 39, 47, 49, 56, 58~59, 61~62, 64~65,

67~68, 72, 77~78, 111, 113, 115, 118~124, 126~127, 129, 132, 157~158, 171, 173, 179, 210~211, 214~217, 234, 235, 237, 239, 240, 242, 248, 253, 256, 258~259, 260, 262, 265, 268~269, 271, 274, 283, 285

미국 육군 전염병 연구소(USAMRIID) 72
미국 의과 대학 협회(AAMC) 9
《미국 의학 협회 저널》 162
미도리주지 사 66
미립자병 163
미생물학 12, 48, 66
미츠슈, 프리츠 110
미테랑, 프랑수아 65
밀라노 27, 77
《밀라노 병원 신문》 105

ㅂ

바르비탈 123
바이엘 사
바젤 99
바흐, 요한 제바스티안 139~141
발진티푸스 30, 32~33, 35, 212
방광 결석 102, 194, 217
방사선 외과술 259
방혈 152, 240~242
배막 265
배막염 264, 266
배벽 104, 265
배안 254
백내장 139
백신 78, 163
백일해 36
밴덱틴 134
버몬트, 윌리엄 235~239
버크, 윌리엄 100~101
번, 찰스 94~97
베레샤긴, 바실리 32
베르나르, 클로드 151~155
베들레헴 병원 142
베를린 174
베리야, 라브렌티 117

베살리우스, 안드레아스 98
베이데만, 알렉산드르 226
베트남 전쟁 58
벨, 찰스 152
벨뷰스트랫퍼드 호텔 62~63
벨포, 알프레드 203
병리 해부학 12, 99
병리학 153
병원 개혁 운동 213~214
병원 의학 12
보로디노 전투 31, 230
보르네오 섬 193
보불 전쟁 147
보일, 로버트 215
복상사 129~132
볼셰비키 55
뷜러, 프리드리히 154
부다페스트 51
부르크하르트, 요한 고틀리프 256
부신 102, 121
부테난트, 아돌프 107
북한 68
불교 198
브라운, 구스타프 리처드 240
브라운, 존 224~225
브라운세카르, 샤를에두아르 284
브라질 179
브로민 152
블래록, 알프레드 120
블랙웰, 엘리자베스 118~119
블런델, 제임스 218~219
비노그라도프, 블라디미르 114~117
비샤, 사비에르 151
비세트르 병원 142~143, 145
비스마르크, 오토 폰 250~251
비시 정부 113
비타민 C 47
빅토리아 여왕 51, 55, 251
빈 대학교 271
빈 종합 병원 49~50, 213
빌나 33

빌로트, 테오도어 220
빌헬름 2세 252
『뻐꾸기 둥지 위로 날아간 새』 262
뻐엉성증 121

ㅅ
『사기』「편작 창공 열전」 83
사마천 85
사임, 제임스 231
사지 절단술 232
사형 폐지 268
사회적 거리 두기 78
산 보니파시오 병원 146
산욕열 48~50
　「산욕열의 원인, 개념, 그리고 치료」 50~51
산체스, 플로렌시오 280~282
산타 도로테아 정신 병원 146
산토도밍고 35
살레르노 칙령 89
살리에리, 안토니오 38
살바르산 12
살피트리에르 병원 143~147
삼각 봉합법 112
상송, 샤를앙리 92
상트페테르부르크 54
샌드링엄 하우스 244
생 마르탱, 알렉시스 235~239
생기론 151
생리학 12, 151, 153
생물학적 안전에 관한 국가 자문 위원회(NSABB)
　59
샤리테 병원 175, 181, 184
샤모프, 블라디미르 254
서독 133
설파제 12, 106
성 바실 198
성급한 일반화의 오류 227
성염색체 51
성형 수술 196
성홍열 121
세계 보건 기구(WHO) 70, 75

세균 감염 211, 249
세균 탐식설 168
세인트 바톨로뮤 병원 200
세인트 토머스 병원 140, 200, 218
세포 면역설 169
센 강 42
션트 125
소뇌 152
손턴, 윌리엄 241
쇼보, 오귀스트 174
쇼트 드롭 267
수단 71, 156
수은 치료 39
《수의사 회보》 163
수혈 218~220, 242, 253~255
웰즈, 토머스 38
슈라이옥, 리처드 11
슈미트, 토비아스 91
슈왓카, 프레더릭 47
「슈퍼맨」 285
스몰렌스크 31
스완, 노먼 135
스위스 99, 146, 161, 225, 256
스위프트, 조너선 212
스젠트 로쿠스 병원 51
스코틀랜드 68, 99~101, 135, 171, 224, 251
스크리브너, 벨딩 125
스클리포소프스키 병원 253
스탈린, 이오시프 114~117
스탕달 33
스톡홀름 110
스트렙토코크스 이퀴 39
스티븐스, 조애나 217
스펜스, 존 271
스페인 30, 56, 77
　스페인 독감 24, 56, 77
시상하부 152
시애틀 '신 위원회' 126~128
시체 도둑 221~222
시칠리아 섬 168
신경 쇠약 167

신대륙 발견 24
신성 로마 제국 31
실험 생리학 152
『실험 의학 연구 서설』 155
심장
　심근 경색 130
　심장 마비 232
　심장 생리학 176
　심장바깥막 절제술 181
십자군 전쟁 199

ㅇ

아나필락시스 152
아라오스, 훌리오 280
아르헨티나 280~282
아리아 족 196~197
「아마데우스」 38
아바나 171~173
아스코르브산 47
아우슈비츠 178~179
아이오딘 152
아일랜드 94, 141, 268
아즈텍 제국 24, 34
　아즈텍 귀족 학살 사건 34
아테네 23
아편 122, 225~226, 228, 266
아프리카 25, 36, 70~74, 171, 192~193
안락사 246
안수 치료 215
알렉산드라 황후 52~53
알렉세이 황태자 54
알부민 152
알칼로이드 152
알코올 35, 94, 228, 260
암페타민 123
앞이마엽 절제술 257~258
애덤스, 조지프 62
애버딘 의과 대학 135, 241
야기에우워 대학교 167
약물학 152
얼음 송곳 이마엽 절개 수술 262~263

에데사 199
에드워드 7세 265
에든버러 99, 219, 224~225
　에든버러 왕립 의사회 141
　에든버러 의과 대학 219, 240~241
에디슨 병 121
에디슨, 토머스 271
에를리히, 파울 107, 151
에리 호수 235
에베르스발데 174
에베링, 제임스 220
에볼라 출혈열 70~74
에스키롤, 장에티엔 146~147
에테르 마취 203
엑스선 270~274
엘리자베스 1세 99
여성 차별 118~120
「여성의 질병에 관하여」 48
역사 상대주의 23
연쇄상 구균 39
염산 216
염화칼슘 49~50
영국 68~69, 118~119, 122, 139, 156, 185, 200,
　203, 211~213, 215, 232, 243, 265, 268, 271
《영국 의학 저널》 52, 186
영아 돌연사 증후군 223
영양 실조 223
예르니시아 페스티스균 27
예르생, 알렉상드르 166
예일 대학교 260
예카테린부르크 55
오데사 대학교 168
오스트레일리아 134~135, 191
《오스트레일리아 생명 과학 저널》 134
오스트리아 77
오슬러, 윌리엄 10, 14
오슬로 대학교 47
오시에츠키, 카를 폰 106
오즈월드, 리 하비 124
　오즈월드, 오드리 마리나 레이철 124
오텔디유 공립 병원 149, 151, 153

오하이오 의과 대학 157
올리버, 퍼시 253
옴두르만 전투 156, 158
와츠, 제임스 260~261
왕립 외과 학교 97
    왕립 외과 학교 박물관 94
요제프 2세 213
요크 리트리트 147
우생학 113
우울증 257~258
우크라이나 167
우튼, 데이비드 11~12
우한 75, 77
울산 대학교 의과 대학 66
워버튼, 헨리 100
워싱턴, 조지 240~242
    워싱턴 D. C. 69, 72
    워싱턴 주 67, 126
워털루 전쟁 48
원시 사회 192~193
원시 의료 191
원형 강의실 230
웰컴 연구소 275
위고, 빅토르 41~42
위루 235~238
「위액의 관찰과 소화의 생리」 239
위약 효과 11
윈스턴 처칠 68
윌리엄스, 로즈 262
윌리엄스, 테네시 262
윌리엄스, 프랜시스 271
유딘, 세르게예비치 254
유모 160
유방암 271
유산균 169
유스타티우스 주교 198
음압 장치 181
의료 사고 203
    의료 사고의 배상 202
의사-환자 관계 192
『의학의 원리』 225

『의학의 진실』 11
이그나티예프, 세묜 115~117
이누이트 45, 47
이란 77
이마옙 256~257, 260, 262
이식 수술 282~282
이집트숲모기 171
이탈리아 26~27, 29, 77, 91, 98~99, 146, 160,
    262
이혜 85
인공 영양 식품 160~162
인공 콩팥 125
인공 항문 149
인도 119, 194, 198
인도주의적 정신 치료 143~144, 147
인플루엔자 36, 70
일란성 쌍생아 179, 196
일본 66, 268
임상 통계학 12
임질성 안염 119
잉글랜드 140
잉카 제국 35

ㅈ
자가 제왕 절개 210~211
자궁 경부 절제 수술 149
자궁암 149
자살 202, 228, 232
자연 발생실 163, 166
자우어부르흐, 페르디난트 175, 181~184
장기 이식 283
『장기의 배양』 113
장녀 27, 43
장발장 41
장암 183
장크트 마르코 묘지 39~40
장티푸스 39, 172
저온 살균법 39, 163
『적과 흑』 33
전기 치료 216
접합 수술 278~279

칭기즈칸 27

ㅋ

카, 에드워드 핼릿 9
카렌, 알렉시스 111, 278, 284
카이사르, 율리우스 122
카이우스, 존 99
카이저, 구스타프 271
카자크 33
카테터 174~175
카파 26
칼리닌, 미하일 114
캐나다 10, 45, 47, 219
캐논, 월터 273
컬렌, 윌리엄 224
컴퓨터 단층 촬영(CT) 259
케네디, 존 피츠제럴드 121~124, 262
　케네디, 로즈마리 262
케이, 존 95
케임브리지 대학교 99
케찰코아틀 34
코로나19(COVID-19) 75~79
코르테스, 에르난 24, 34
코인두암 276
코카인 243~244
코티손 122
코플릭, 헨리 222
코흐, 로베르트 107, 249
콜럼버스, 크리스토퍼 24, 36
콜레라 41~43, 158, 194
콜레스테롤 122
콜레주 드 프랑스 153, 155
콜레즈카, 야쿱 51
콜트 총기 회사 159
콜프, 빌렘 요한 125
콩고 민주 공화국 70
콩팥 기능 상실 125~128
쿠라레 154
쿠르낭, 앙드레 175~176
쿠바 171~173
쿠이틀라우악 34

쿠퍼, 애스틀리 150, 230
쿤, 리하르트 107
퀴리, 마리 271
크레이크, 제임스 240
크로포드, 제인 248
큰모래쥐 27
클라러, 요제프 110
클라우스, 카를 프리드리히 168
클로로프로마진 262
키지, 케네스 262
키프로스 섬 30
킹윌리엄랜드 섬 45

ㅌ

타우시그, 헬렌 120
《타임스》 245~246
타히티 36
탄저균 23, 67~69, 163, 165
탄저병 백신 165~166, 168
탈리도마이드 133~135
테노치티틀란 34~35
테농, 자크르네 213
테롭테린 275~276
테스토스테론 122
테이트, 로슨 248
테일러, 존 139~141
텍사스 124
템스 강 44
투머스 제퍼슨 의과 대학 171
토벤버거, 제프리 59~60
톰소니언 운동 216
튈프, 니콜라스 103~104
투상, 앙리 165~166
투크, 윌리엄 146
트레비스, 프레더릭 265
티마슈크, 리디야 115~117

ㅍ

파도바 99
파리 41~42, 148, 151, 153, 199, 214
　파리 시립 병원 213

파리네 락테 162
파브리, 빌헬름 229
파블로프, 이반 151
파비올라 199
파스퇴르, 루이 12, 163~166, 169, 249
　파스퇴르 연구소 65, 166, 169
파시즘 113
파크랜드 기념 병원 124
판 레이우엔훅, 안톤 67
판터스, 버나드 255
팔로 4징증 120
패혈증 48, 50, 113, 202~203, 232
페니실린 12
페르시, 피에르 150
페리에, 카지미르 42
페스트 23~24, 26~27, 29, 56, 58, 70, 194, 1
펠레티에, 니콜라스 자크 92
펠르탕, 필립장 149
펠릭스, 샤를프랑수아 206
펩신 239
편작 83~86
폐
　폐결핵 167, 181, 194
　폐렴 61~62, 75, 77, 243, 252, 273, 276
　폐암 185~187, 271
포도주 225~227
포드, 제럴드 62, 129
포르말린 69
포르스만, 베르너 174~176
포트, 퍼시벌 150
　포트 골절 150
폴란드 167
표트르 1세 213
푸상, 장밥티스트 146
푸시킨, 알렉산드르 38
풀턴, 존 257, 260
퓰리처상 262
《프라우다》 115
프랑스 30~33, 56, 64~65, 67, 99, 113, 119, 134,
　143, 148, 151, 161, 174, 200, 208, 213, 216,
　218, 267~268, 284

프랑스 과학 아카데미 153
프랑스 임상 의학파 99
프랑스 혁명 143, 147, 225
프랭클린, 제인 45
프랭클린, 존 44
프론토실 108
프뢸리히, 테오도르 47
프리드리히 2세 87~89
프리드리히 빌헬름 폰 프로이센 황태자(프리드리히
    3세) 250
프리먼, 월터 257, 260~263
피넬, 필리프 142~147
    피넬, 시피옹 147
피렌체 146~147
피르호, 루돌프 251
피사로, 프란시스코 35
피시크, 필립 싱 219
피암베르티, 아마로 262
피어스, 폰치타 130
피츠, 레지널드 265
핀레이, 카를로스 171~173
필라델피아 61
필라델피아 의과 대학 240
《필라델피아 의과학 저널》 219
필리핀 71

ㅎ
하네만, 사무엘 225~227
하버드 의과 대학 118
하워드, 존 213
하인리히 6세 87
한국 전쟁 58, 117
한센병 29, 198~199
함무라비 법전 202, 207
항문 샛길 194, 206
해리스, 로버트 211
해부 극장 99
해부학 12, 119, 149, 153, 233
「해부학 강의」 103
해부학 법 101
해양 생물학 168

핼리팩스 지빗 91
허드슨 베이 사 45, 237
헌터, 존 96
헤모글로빈 154
헤스, 알프레드 47
헤어, 윌리엄 99~101
헤이 마켓 극장 94
헨델, 게오르크 프리드리히 141
헨리 8세 24, 99, 200
현미경 167, 279
혈액 은행 255, 281
혈우병 51, 53~55, 65
호크, 에드워드 61
홀스트, 악셀 47
홀에드워즈, 존 271
홀츠크네히트, 기도 271
홈스, 올리버 웬들 49
홍역 24, 35~36, 121
화난 수산 도매시장 75
화상 149
화이트, 로버트 285
황달 121
황산 216
황열 36, 171~173
후두암 251
후두천명 222
후천성 면역 결핍 증후군(에이즈) 25, 64~66
후쿠시마 제1 원자력 발전소 사고 273
「후퇴, 도주하는 길 위에서」 32
흉부 외과학 181
흐루쇼프, 니키타 115~117
흡연 185~187
흙분성에 따른 질병 이론 224
히칭스, 조지 275
히틀러, 아돌프 107~109, 113, 177, 185
히포크라테스 11, 48, 194
    히포크라테스 선서 197, 269
힐, 브래드포드 185

이재담의 에피소드 의학사 ❶

무서운 의학사

1판 1쇄 펴냄 2020년 6월 30일
1판 3쇄 펴냄 2021년 11월 15일

지은이 이재담
펴낸이 박상준
펴낸곳 ㈜사이언스북스

출판등록 1997. 3. 24.(제16-1444호)
(06027) 서울특별시 강남구 도산대로1길 62
대표전화 515-2000, 팩시밀리 515-2007
편집부 517-4263, 팩시밀리 514-2329
www.sciencebooks.co.kr

ⓒ 이재담, 2020. Printed in Seoul, Korea.

ISBN 979-11-90403-13-9 04510
      979-11-90403-12-2 전3권